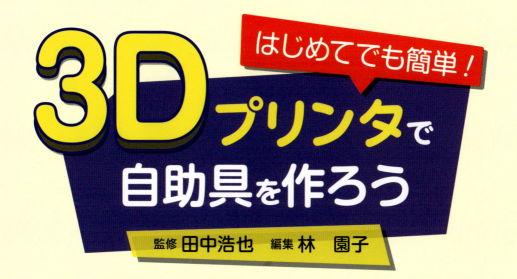

**監　修**
田中浩也　　慶應義塾大学 SFC 研究所　所長
　　　　　　環境情報学部　教授

**編　集**
林　園子　　一般社団法人 ICT リハビリテーション研究会　代表理事
　　　　　　ファブラボ品川　ディレクター
　　　　　　作業療法士

**執　筆**
林　園子　　同上

濱中直樹　　合同会社ハマナカデザインスタジオ　代表社員
　　　　　　ファブラボ品川　ファウンダー
　　　　　　一級建築士

伊藤　彰　　一般社団法人ファブリハ・ネットワーク　代表理事
　　　　　　訪問看護ステーションすぽっと
　　　　　　作業療法士

鈴木一登　　ファブラボ品川　スタッフ
　　　　　　ソフィア訪問看護ステーション雪谷
　　　　　　作業療法士

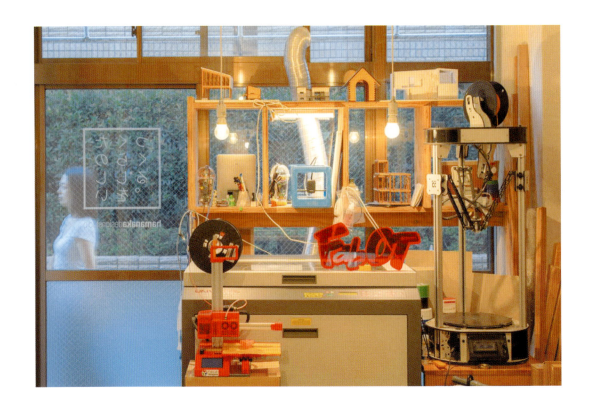

# はじめに

　筆者が 3D プリンタに触れる機会をもってから，約 1 年半が経つ．そして本格的に事業に導入するようになりいまだ 10 カ月に満たない現在，この本を編集，執筆するに至った．理由は簡単である．ソフトの使いやすさと，手軽な価格で手に入る高精度の 3D プリンタが次々と市場に出てきている状況に驚いたのだ．そして，リハビリテーションや福祉の分野で活用することで，多くの人の生活がよりよくなる可能性を確信し，それをできる限り広く伝えたかったからである．

　かなり高い精度の 3D プリンタが，現在，4 万円前後で手に入る．

　イメージしてほしい．あなたのすぐ側に 3D プリンタがあれば，今思いついたアイデアが，次の瞬間に「物質」として触ることのできる形で手に入るのである．

　「3D モデリングや 3D プリントは難しそう」そんなイメージを持っている人も多いだろう．しかし，3D プリントを楽しむことに，必ずしも高度なスキルは必要ない．本書は初心者にも取り組みやすいよう，無料で使える 3D モデルのシェアサイトや 3D データをダウンロードしてそのままプリントする方法も記載している．推奨 CAD ソフトの使い方とその具体例も組み込んであり，今からモデリングに挑戦したいという人にも，実務として取り入れやすい入門書である．

　作業療法における「作業としての創作活動」や「自助具製作」は，長い間バリエショーンを増やせずにいた．今，私たちが 3D で自由にものづくりをすることができるとしたら，どんな未来が待ち受けているだろうか．

　本書では，3D プリンタの利活用方法の具体例をいくつか挙げている．しかし，ものづくりのデザインが 2D から 3D へ，アナログからデータ活用へと進化した瞬間から，私たちは 1 つもしくはそれ以上のアイデア実現の次元を増やすことができる．本書に挙げた活用法だけでなく，さまざまなアイデアで幅広く活用していく人がこれからも増えるだろう．セラピストも，クライアントも，すべての人が敬意とともにアイデアと実践のデータを共有する未来のリハビリテーションは，すぐそこにある．これからはリハビリテーションもケアも，もっとクリエイティブで喜びに満ちたものになるだろう．

　作業療法士を含めたリハビリテーションやケアに携わる多くの人が，本書をきっかけに 3D プリンタに親しみ，アイデアを具現化する楽しさと喜びを共有していけることを願っている．

　本書の出版にあたり，さまざまな経験の機会やご縁を運んでくれたすべての皆様に感謝したい．

　2019 年初夏

林　園子

# 目　次

はじめに（林　園子）　　iii

製作をはじめる前に　　vii

## 第1章　3Dプリンタって何？

1．3Dプリンタと作業療法（林　園子）　　2

2．自助具とデザイン（濱中直樹）　　17

3．3Dプリンタでプリントする手順（濱中直樹）　　21

## 第2章　3Dデータを手に入れよう

1．データシェアリング―3Dデータを自分で作れなくても大丈夫
（林　園子）　　26

2．3Dデータダウンロードページの紹介（鈴木一登）　　34

3．モデリングツールを使ってみよう（濱中直樹）　　39

4．物の形を読み込む3Dスキャニング（濱中直樹）　　50

## 第3章　プリント出力の設定と素材（伊藤　彰）

1．スライサーって何？　　58

2．用途に合った素材選び　　66

# 第4章　3Dプリンタで出力しよう （濱中直樹）

1．3Dプリンタの種類　74

2．FDMプリンタでの出力　76

3．出力Tips　79

4．3Dプリンタのメンテナンス　81

5．3Dプリンタのトラブルシューティング　83

# 第5章　自助具を作ってみよう モデリングの具体例

1．ストローホルダーを作ってみよう（鈴木一登）　86

2．スプーンホルダーを作ってみよう（鈴木一登）　91

3．表現力UP　スカルプトを使ってみよう（伊藤　彰）　97

**おわりに（田中浩也）** 107

用語解説　109

索引　113

Microsoft, Windows は，米国 Microsoft Corporation の米国およびその他の国における登録商標または商標です．

Mac, Mac OS および iTunes は，米国および他の国で登録された Apple Inc. の商標です．

iOS は，Apple Inc. の OS 名称です．

iOS は，Cisco Systems,Inc. またはその関連会社の米国およびその他の国における登録商標または商標であり，ライセンスに基づき使用されています．

Google, Google Play および Android は，Google LLC の商標または登録商標です．

Autodesk は米国および／またはその他の国々における，Autodesk, inc., その子会社，関連会社の登録商標または商標です．

Autodesk screenshots reprinted courtesy of Autodesk, inc.


## 注　意

著者および出版者は本書で紹介する自助具等の安全性を保証するものではありません．
本書に含まれる内容または情報を利用することにより，直接的または間接的に利用者が
損害を被ったとしても，著者および出版者は一切の責任を負いません．

# 製作をはじめる前に

まずは，3Dプリンタのパーツの名称や，あると便利な道具，製作の過程について簡単に紹介する．用語については p.109 の用語解説も参照していただきたい．

## 01 3Dプリンタのパーツの名称の説明
本書で頻出する3Dプリンタのパーツ名について

本書では FDM / FFM（熱溶融積層）方式の3Dプリンタを使用している．
この方式のプリンタはフィラメントという材料を半液状に溶かし，吐出して層を積み重ねて造形する．

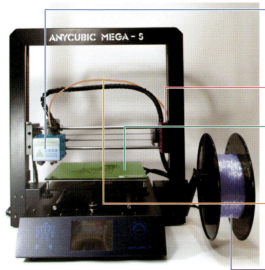

**ヘッド**
エクストルーダによって送られてくるフィラメント状の樹脂がここで溶け，ヘッドに空いた穴（ノズル）の直径サイズの樹脂となって吐出されてくる．

**エクストルーダ**
フィラメントを送り出す装置．

**(ヒート) ベッド**
吐出されたフィラメントが造形される台．樹脂によっては高熱を保って吐出された際に反りを抑える必要があり，加熱できる仕様のものをヒートベッドという．

**PTFE チューブ**
フィラメントが送り込まれてくるガイド．摩擦抵抗が少なく FDM / FFM 方式の3Dプリンタによく使われている．

**フィラメント**

## 02 揃えておきたい道具
3Dプリンタ本体とパソコンのほかに，揃えておくとよい道具について

▶ おすすめの工具

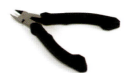

**ニッパー**
フィラメントの切断などに使用する．

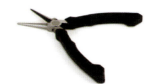

**ラジオペンチ**
サポート材の除去などに使用する．

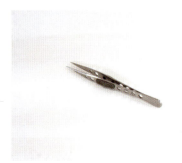 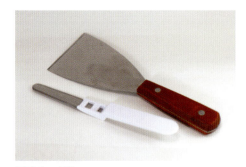

**ピンセット**
ノズルに付着した不要なフィラメントの除去などに使用する．

**スクレイパー**
出力後の造形物をはがすのに使用する．

▶ **出力に役立つ小道具**

造形物の（ヒート）ベッドへの定着を助けるために，下記いずれかの道具を用いることが多い．

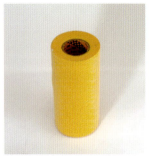 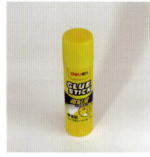 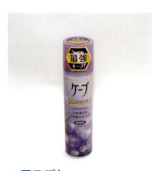

**マスキングテープ**
造形物の（ヒート）ベッドへの定着を助ける．
手間を減らすためになるべく幅が広いものを使うとよい．

**スティックのり**
造形物の（ヒート）ベッドへの定着を助ける．

**ヘアスプレー**
造形物の（ヒート）ベッドへの定着を助ける．

> 3Dプリンタを購入した時に工具類が付属してくることがある．
> 付属品の内容や質を確認して，必要に応じて購入しよう．

▶ **ソフト・アプリ**

**モデリングソフト**
造形物の3Dモデルを作るためのソフト．
3Dモデリングのシェアサイトなどで造形物のモデルを手に入れることもできるため，必須ではない．

**スライサー**
3Dプリンタで造形物を出力するための設定をするのに必須なソフト．
3Dプリンタによっては付属する場合もある．

# 03

3Dプリンタを使って自助具製作をする際の手順を簡単なフローチャートで紹介

## 3Dプリンタを使った自助具製作の手順

### ① 自助具の3Dモデル（STLデータ）を手に入れる

**▶方法**

- ダウンロードする
  無料・有料のシェアサイトからダウンロードしよう（p.26, 34参照）.

- 3DCADソフトなどでモデリングする
  モデリングソフト：Tinkercad（p.39参照）, Fusion360（p.45参照）など.

- 3Dスキャンする
  スマホアプリ：Qlone , Sense（p.50参照）など.

モデルの入手方法はいくつかあるため，スキルや必要性に応じて選択する.

### ② 出力の設定をする

**▶方法**

①で手に入れたデータは3Dプリンタで出力するための加工が必要になる.
そのためのアプリ「スライサー」で，
「造形速さ」や「ノズル温度」，「造形物の充填率」などを設定し，
加工用のデータ (G-code) として書き出す（具体的な方法はp.58参照）.

### ③ 出力

**▶方法**

②で書き出したデータ (G-code) を使って，3Dプリントする（p.76参照）.

### ④ 後処理（必要に応じて）

- サポート（3Dプリンタで出力する際につける支え）の除去
  ニッパーやピンセットを使用する.

- やすりがけや研磨
  サンドペーパーや棒やすりなどを使用する.

- 表面を溶かす処理
  アルコール噴霧器など専用の機材を使用する.

- 加熱して形成
  PLAやTRFなど造形後に変形できるフィラメントを使用した場合，
  お湯などで加熱して，変形する.

# 第1章

## 3Dプリンタって何？

| 第1章 | 3Dプリンタって何? |

# 1 3Dプリンタと作業療法

3Dプリンタなどのデジタルファブリケーション（デジタル工作機械を使ったものづくり）は，われわれにどのように役立つだろうか．人々が健やかで生きがいのある生活をおくるために，どのように活用することができるだろうか．

　この章では，まず「3Dプリンタとは何か」ということと「3Dプリンタ活用具体例」を紹介する．続いて「3Dプリンタが利用できる環境がもたらす価値」について触れ，「3Dプリンタを作業療法などのリハビリテーションの現場で活用することで得られる具体的メリット」と，「提供する際の留意点」を説明する．

## 3Dプリンタとは何か

### 道具として・概念として

　3Dプリンタは three dimensions（3次元）のデジタルデータを「幅・奥行き・高さ」の3つの軸で立体的に出力できる印刷機である．コピー機に代表される 2Dプリンタの出力物が「縦・横」2つの軸で紙面上に平坦に表現されるのに対し，3Dプリンタでの出力物は「手触り」や「重量感」「質感」などの要素をもたせることができるとともに，出力物に機能的役割をもたせることもできる．すなわち，3Dプリンタは「道具をつくることのできる道具」である．

　インターネットの発達により，人々はデータを瞬時に離れた人や大勢の人と共有することが可能になった．サーバやハードディスクに代表される記憶装置は大量のデータを保存し，高速で計算することを可能にした．3Dのデジタルデータを使ってものづくりするうえでの利点は，これらのテクノロジーに乗せてデータを保存し，共有し，多様な人々と共創することにより最大限に高まる．これまで，「専門性」や「権利」，「道具」に制限され，広がることがなかった個々のリソースを，共有，

共創により「流動化」させることができる．それにより，今まで出会わなかった考えに出会い，見えていなかった自身の能力を発見し，想像力さえも超えたもの・ことづくりができるのである．

## 3Dプリンタ活用具体例

　ここからは，3Dプリンタを作業療法や福祉に活用している例，および活用の可能性を種類別に挙げる．

### 3Dプリンタでの創作活動を「作業」と捉え提供する

#### 例）ファブラボ品川の活動

　筆者らが 2018 年に創設した「ファブラボ品川」は「作業療法士のいるファブラボ[1]」として，3Dプリンタを活用した創作活動を含めた「ものづくり」により，人々が健やかに生きがいを持って生活できることを目指して運営している（**図1**）．

---

＊本文中の色つき文字については p.109 でも解説している．あわせて参照していただきたい．
1：ファブラボ憲章（http://fablabjapan.org/fabcharter/）に則り運営されている．インターネットにつながるデジタル工作機械を備えた市民工房．

# 3Dプリンタと作業療法

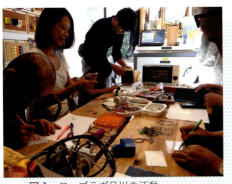

図1　ファブラボ品川の活動

金属入りのフィラメント（素材）を利用した3Dプリント出力物を研磨すると，金属と見間違うほどの光沢が出る（**図2**）．3Dプリントという作業は「モデリング[2]」「出力」の工程だけではない．モデルによっては出力の際の支柱である「サポート材」をはがす，表面を研磨するなどのプロセスも生じる．モデルや素材を上手に選択することで，難易度の段階付けが可能であるため，「作業」として活用できる対象のクライアントの層も幅広い．

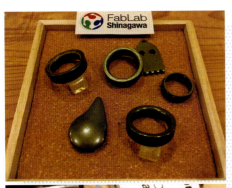
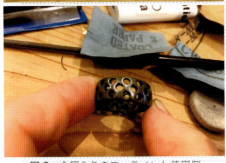

図2　金属入りのフィラメント使用例

## 3Dプリンタでスプリントや装具を作る

### 例）短対立スプリント製作（感温性フィラメント使用，図3）

ファブラボ品川では，一定温度に温めると形状を変化させることができるフィラメントを利用して，スプリントを試作している．

素材や造形方法の改良により，今後実用的な活用が期待できる．

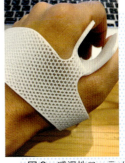

図3　感温性フィラメント使用例

その他，TPUなどの柔らかい素材（フィラメント）でインソールのパーツを製作するなど，さまざまな活用法が考えられる．

## 3Dプリンタで自助具や生活を便利に楽しくするものを作る

### 例）独立行政法人　国立病院機構八雲病院作業療法室（図4）

筋ジストロフィーなどの神経筋疾患の方々が自分のしたいことを実現できる環境をつくるため，自ら3Dモデリングを行い，3Dプリンタを活用している．

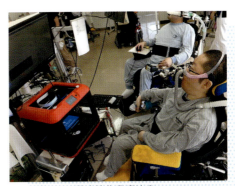

図4　八雲病院作業療法室

---

[2]：3Dのオブジェクトデータを作成すること．

## 3Dプリンタで「遊びの道具」を作る

### 例）micro:bit のアタッチメントと玩具（図5）

英国放送協会（BBC）はイギリス国内の11歳と12歳の小学生に micro:bit を無料配布している．micro:bit は，低消費電力，低コストのシングルボードコンピュータ[3]である．マサチューセッツ工科大学（MIT）が提供する無料のビジュアルプログラミングソフト[4]である Scratch3.0 は 2019 年 1 月より拡張機能の 1 つとして，micro:bit の接続が可能となった．micro:bit は日本でも購入でき，2019 年 4 月現在の販売価格は 2,500 円弱である．この micro:bit でオリジナルのゲームを作り，遊ぶことで，「身体運動」を促すことができる．

ファブラボ品川では，この micro:bit が挿入できるリハビリ玩具の製作を行っている．

これは一例であるが，最適な道具と組み合わせて，動きや意欲を引き出す道具作りが 3D プリンタを活用することで可能となる．

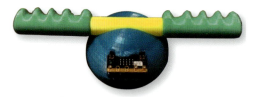

図5　micro:bit が挿入できるリハビリ玩具

## 3Dプリンタで道具と道具を「つなぐ」

### 例）タッチセンサースイッチとクーラントライナーをつなぐコネクタ（図6）

「スイッチ」は身体に重度の障害をもつ方が環境をコントロールしたり，周囲に意思を伝えたりするために欠かせない道具である．便利な道具と道具を組み合わせることや，ス

---

3：むき出しの1枚の回路基板に，コンピュータとして機能するのに必要な部品だけを搭載した簡素なコンピュータ．
4：視覚的なオブジェクトを組み合わせてプログラムを記述することができるソフトのこと．

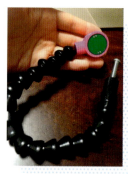

図6　形状が自由に変更でき，固定力の高いホース「クーラントライナー」にタッチセンサースイッチを固定するアタッチメントを3Dプリンタで製作した（ピンク色部分）．スイッチはコミュニケーション機器の操作に役立つ．

イッチそのものを作ることも，3D プリンタで行える．人によっては，認識しやすい色にすることが必要かもしれない．一定の弾力や滑らかさが必要になるかもしれないし，「かっこよさ」や「かわいさ」が外出や活動のモチベーションとなることもある．3D プリンタなら個々に最適な見た目や質感，形状を追求することができる．

## 3Dプリンタで作ったものを販売し，就労支援に活かす

### 例）Good Job! Center KASHIBA（図7）

郷土玩具「張り子」の中心となる「型」を 3D プリンタで製作している．

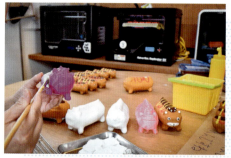

図7　3Dプリンタで出力した型で作る張り子

## 福祉に役立つものづくりイベントでの活用

### 例）1Day メイカソン（ICT リハビリテーション研究会，図8）

一般社団法人 ICT リハビリテーション研

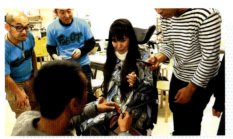

図8 メイカソン

究会が主催し定期開催しているイベントを,活用例の1つとして紹介する.メイカソン(Make-a-thon)はメイク(ものづくり)とマラソンを掛け合わせた造語で,ニードの抽出とアイデア出しから試作〜発表までを行うイベントである.障害をもつ当事者やその支援者を「ニードを知る人(Need Knower)」としてチームメンバーに位置付ける.作業療法士やエンジニアを含めた多様なメンバーで構成されたチームが,共にニードの深掘りをし,素材やデザイン・プログラムを考え,材料の調達を行い,試作品の完成と成果の発表までを1日で達成すること目指す.3Dプリントをはじめとしたデジタル工作や,センサーの活用などを含めたものづくりイベントは,最終的には成果をオープンソースとして社会に共有し,役立ててもらうことを目指している.

### 箱庭療法的利用

箱庭療法はもともとヨーロッパにおいて発展した心理療法の技法の1つである.これは箱庭を作らせることを主体として心理療法を行うというものである[1].

図9は,「遊園地」をテーマに複数人で同一の作業台にてモデリングした時の画面である.3DモデリングソフトTinkercadでは自由な表現が一定フレームの中で用意された素材を用いて簡易に行える.セラピストの関わりにより,思い思いのモデリングを互いに影響を与えながら実施することで,クライアントが箱庭療法と類似の体験を得られる可能性がある.データとして保存できるため,変化の履歴を追跡することが容易である.

### 海外の事例

### 台　湾

台湾の長庚大学の大学院生(2019年1月現在)であり,作業療法士である張開さんは,

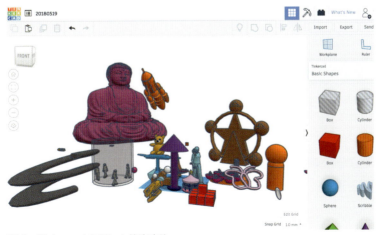

図9　Tinkercadを用いた箱庭療法

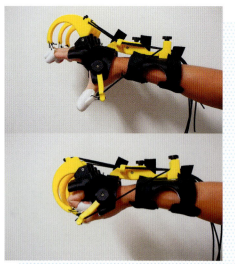

図10 張開氏が開発した動的スプリント

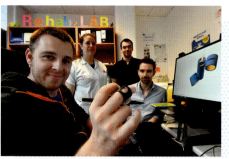

図12 Rehab-Lab (http://k-lab.fr/wordpress/rehab-lab/)

台湾で3Dプリンタを活用したアシスティブ・テクノロジーのコミュニティを立ち上げ，運営している．彼は「作業療法士はさまざまな自助具や補装具を作ることが得意だが，それを機能的かつ美しく形作るツールソフトや機器の操作方法を手に入れることができればもっと活躍できる」と考えている．自身もスプリントなどのさまざまな開発を行っており（**図10**），病院や教育機関に研修提供も行っている．

## フランス

### 例）Pole-Ergo（図11）

　Pole-Ergo はフランス国内およびスイスに

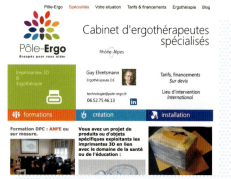

図11 Pole-Ergo（https://www.pole-ergo.fr）

おいて，3Dプリンタを用いたアプローチのカリキュラムの提供を作業療法士および養成校に対して行っている組織で，代表は作業療法士である．学生などが製作した自助具の3Dモデルデータをシェアサイトで世界に向けて公開・共有している．

### 例）Rehab-Lab（図12）

　フランスのリハビリテーションセンター「Kerpape」のRehab-Labは2016年から活動している．3Dプリンタなどの工作機械を利用し，障害をもつ当事者と作業療法士，エンジニアが共同で自助具等の支援器具の製作をリハビリテーションのプロセスの一環として行っている．エンジニアにニードを伝えて「作ってもらう」のではなく，当事者も作業療法士も，自助具等を利用しながら製作のための機器の操作能力を獲得し，一から，あるいは既存のモデルを自分に合う形に変更して自分のための環境を自分でつくるという活動である．そのプロセスは作業療法士にとって，クライアントの視空間認知力や実行能力，学習能力を評価することにも役立っているという．

　約2年間で78名のクライアントが参加し，137個の自助具を3Dプリンタで製作した．

## 3Dプリンタが利用できる環境がもたらす価値

### データシェアと共創

　従来の自助具製作と3Dプリンタによる製作の最も大きな違いは，製作のプロセスおよび結果が「データとして保存」でき，そしてそのデータを他者と「共有」できることである．データの保存と共有は，時空を超えて他者との共同作業を可能にする．

　従来の自助具製作でも一部で「作り方のレシピ」は公開・共有されていた．しかし，個々人が一から製作しなくてはいけないプロセスにほとんど進化はなかった．3Dプリンタを使用する場合は，必ずしも一から製作する必要はない．他者から共有を受けたデータを調整することで一から製作するプロセスを省き，それぞれに最適化したものづくりができる．

### オープンカルチャーと作業療法

　昨今のソフトウェア開発競争はすさまじいが，すべてのソフトウェアが一から作られているわけではない．過去の機能（ソースコード）と新規機能の組み合わせで開発されている．オープンソースとは，単にソースコードが開示されていたり，アクセスが許されていることだけを意味しているのではない．「自由な再配布」「ライセンスの継承」「差別の禁止」などの条件がある．オープンソースの定義はオープンソースイニシアティブによりまとめられている（日本語訳はオープンソースグループ・ジャパン https://opensource.jp/osd/osd-japanese.html を参照）．

　データを共有することができる3Dプリンタの活用により，作業療法やリハビリテーションにも，このオープンソースの考え方を応用することができるだろう．これはソフトウェア開発やものづくりに留まらず，豊かな文化をともに作り上げるアティテュード（態度）といえる．

　図13は，筆者らが「メイカソン」などの福祉に役立つものづくりイベントを開催する際に，共通して掲げている「共創」のコンセプトをレーダーチャートで表現した例であ

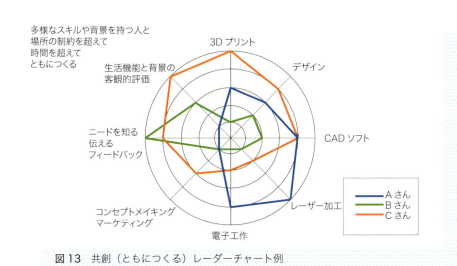

図13　共創（ともにつくる）レーダーチャート例

る.

イベントでは，多様なスキルや背景をもつ人々がチームとなって，1つのものづくりを行う．**図13**の通り，より多様な人々が集まれば集まるほど，球（既存の軸が多角的に増えるため，円ではなく立体である球とした）に近い，欠けた視点や技術を補完しあった完成度の高いものができあがる．製作過程において「作りながら学び」，「作りながら影響を与え合う」ことで，より球体の半径は拡大していく．そして，できあがったデータをオープンソースとして公開し，より広い世界に放つことで，場所を超え，時間を超えて「ものづくり」は育まれていく．

「ものを作ること」や「これからの社会をつくること」に，作業療法士を含めたセラピストやそのクライアントがどのように参加していけるかを考えるうえで参考にしてほしい．

## 3Dプリンタを作業療法で活用することで得られる具体的メリット

ここからは，作業療法を含めたリハビリテーションの現場に3Dプリンタを導入することで，得られる可能性のあるメリットを具体的に挙げてみたい．

### 経費が削減できる

キーガードなどのオーダーメイドに近い比較的高価な自助具や福祉用具の導入，および試用品やサンプルを確保する予算を削減できる．

### 業務効率の向上

自助具など，毎回一から製作していたプロセスの全部または一部を，データを活用することにより省くことができる．

### 自主トレーニング器具・評価器具・リハビリ玩具を製作できる

セラピストのアイデアを活かし，リハビリテーションに必要な用具をクライアントの個別性を考慮して製作することが可能である．病院や施設でのリハビリテーションやケアに利用することで，結果的にクライアントのリハビリテーションや自主トレーニングの時間を増やすことになり，効率化につながる．

### 集客効果

よりパーソナライズされたサービス提供が可能な事業所として，集客効果が期待できる．

### リクルート効果

自身のアイデアを活かして前向きに仕事を楽しみたい仲間が集まる．

### 作業療法やリハビリテーションをエンパワメントする

クリエイティブで環境適応力のある作業療法士の育成につながる．

文化に根ざし，文化をつくり，時代の変化に合わせて柔軟に対応できることが作業療法の強みである．

### あきらめる理由をつくらない

「商品や道具がここまでだから，できるサービスもここまで」という理由が成り立たなくなる．評価に基づいて提供できるサービスの幅や深さが増す．

### 創作カルチャーの醸成

大量生産・大量消費社会で手放してしまった「ものづくり・創作文化」を取り戻すことで個人や組織が活性化し，レジリエンスが増す．

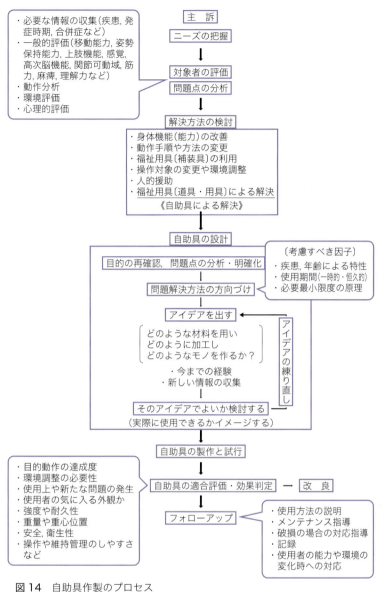

図14 自助具作製のプロセス

## 提供する際の留意点

**作業療法士が自助具等を製作してクライアントに提供する場合**

　松元[2]によると，自助具の製作プロセスは以下の通りである．

　① ニーズを把握する
　② 問題点および強みの分析と評価
　③ 解決方法の検討
　④ 自助具の設計
　⑤ 自助具製作と試行
　⑥ 自助具の適合評価・効果判定・改良
　⑦ フォローアップ

　自助具制作の際は，「どこで」「（誰と）誰が」「何を」「何のために」「どのようにして」行うために必要な道具なのかを可能な限り具体的に把握する必要がある（**図14**）．ニーズはしばしばクライアントやセラピストも言語化することが難しい場合があるが，そのよう

な時にこそ3Dプリンタが活躍できる．前述した②の評価に基づき，まずはセラピストが最もクライアントのニーズに適合しそうな3Dデータを探してきてアレンジする，または一からモデリングして出力し，手渡してみるとよい．3Dプリンタはデータを保存することができ，アレンジ・修正したものをその場で物質化することができるため，④，⑤，⑥のプロセスを高速で回すことができる．③の検討に時間をかけずとも，具体的な成果物をやりとりすることで素早く最適な結果に辿り着ける可能性が高まる．この試作品作りは「ラピッドプロトタイピング」と呼ばれる．

田中ら[3]によると，この「プロトタイピング」の営みは，単に企画をもとに実装するだけの単線的な行為ではない．むしろ「プロトタイピング」過程にこそ，出発点となった課題を掘り下げたり，新たな問題を発見したり，コンテクストを明るみに出したり，周囲からのフィードバックを得たり，最初の前提の間違いに気づいて考え直したり，他者からのコメントをもとに視点を複数化したり，より上位のコンセプトに近づいたりといった，デザインにおいて最も重要な経験のほぼすべてが詰まっているという（**図15**）．作業療法士も，このデザインプロセスを関わり方の一手段にすべきだろう．

使用方法の説明やメンテナンスなどが⑦のフォローアップである．可能であれば仕様書や同意書を用意するのが望ましいが，3Dプリントしたものの場合は，使用したデータ（出力の際は基本STLというファイル形式にする）と出力の設定およびG-code[5]を保存しておき，次の担当者に確実に引き継げるようにしておくか，クライアントに手渡せるようにしておくとよい．

5：出力する機械を動かすための命令文．

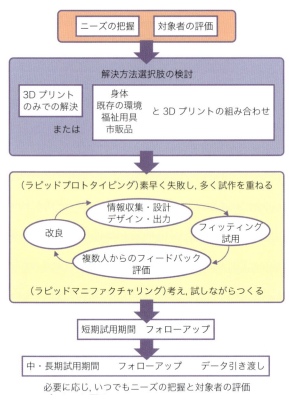

図15　3Dプリンタを活かした自助具製作のプロセス例
（文献2）より改変引用）

この3Dプリンタによる自助具製作における「ラピッドプロトタイピング」のプロセスは，評価に基づき選択し，段階づけをして提供する．どの程度の完成度，どの程度の手触りや使い心地に仕上げた後に手渡すことが最も適しているか判断し，提供することは作業療法士として高めるべき技術である．

## 知的財産権と製造物責任法

データを活用するうえでは，知的財産権の知識は欠かせない．意匠権，特許権，商標権などは，仕事として行ううえでは「知らない」では済まされない．ビジネスで扱いたい表現や物が登録済みか，申請中かどうかなどは特許庁のホームページ（https://www.j-platpat.inpit.go.jp）で調べることができる．私的使

用では問題ないとされているが，作業療法士が職業上用いる場合，それが商用か否かに関しては判断がケースによって異なるため，注意が必要である．

後ほど紹介する，データシェアサイトなどを通じてインターネット経由で取得したデータを活用する場合，知的財産の知識が必要となってくる．多くのデータシェアサイトが「クリエイティブ・コモンズ（以下，CC）」というライセンスを採用している．利用の際は理解と配慮が必要である．CCに関しては**第2章**で利用法に触れていく．

製造物責任法に関しては，作業療法士が提供する自助具等は，「実質的には抵触する可能性は低い」とされている[5]も，確認と理解が望まれる．最も大切なのは，これまでの一般的な自助具製作と同様，利用者との信頼関係である．リスクも含めた利用法に関する詳細な説明と日常的なコミュニケーションが利用者とのトラブルを回避する．

## ICFと3Dプリンタ

「3Dプリンタ」や「3Dプリントすること」は人々の健康やリハビリテーションとどのような関係があるのか，ここではICF（国際生活機能分類）を参考に考えてみたい．

ICFとは2001年のWHO総会において改定された，人間と環境との相互作用を基本的な枠組みとして，人の健康状態を系統的に分類するモデルである（**図16**）．

ICFには大きく「生活機能」と「背景因子」の2つの分野がある．生活機能は，「心身機能・身体構造」「活動」「参加」の3つの要素から，背景因子は「環境因子」と「個人因子」の2つの要素からなる．「生活機能」は，「背景因子」の影響を受ける．「生活機能」とは「人が生きること」全体であり，健康とは「生活機能」全体が高い水準にある状態のことである．例えば，同じ作業であっても，「どこで誰と行うか」などの「環境因子」に影響を受ける．その作業の持つ意味は，「性別・年齢・生育歴」などの「個人因子」により異なる．それらの「生活機能」に全般的に影響を与えるのが「背景因子」である．

山根[4]によれば，作業療法では心身の機能の維持・改善を基軸としながら環境をよいものにし，対象者の主体性を引きだすことで，活動の向上，参加の促進を図り，たとえ生活機能に支障があろうとも活動的で生きがいのある生活を取り戻す支援をする（**図17**）．

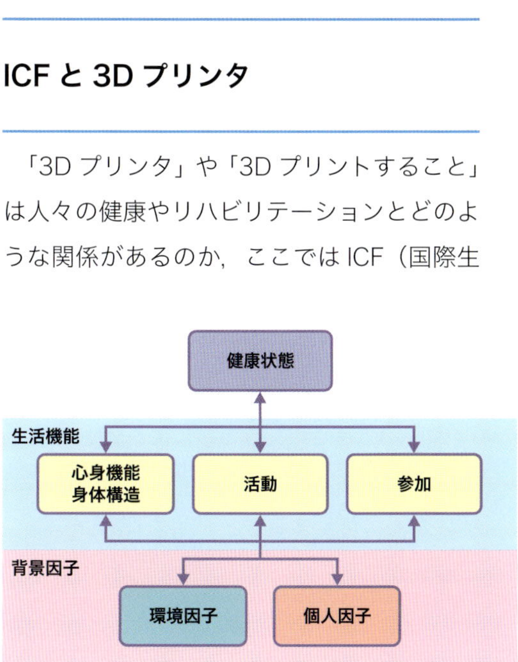

図16　ICF（国際生活機能分類）2001年〜
（文献4）より改変引用）

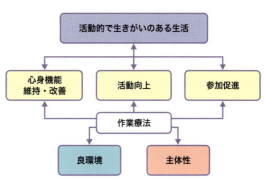

図17　ICFと作業療法の関係
（文献4）より改変引用）

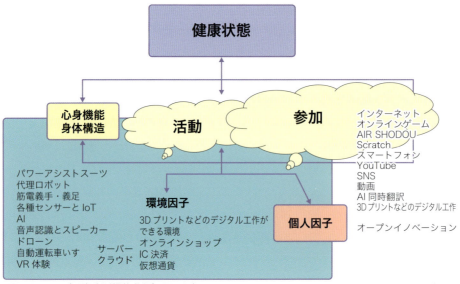

図18 ICF（国際生活機能分類）2019年

インターネットなどのテクノロジーの発達が目覚ましい昨今において，ICFの枠組みも，時代に合わせて常に捉え直していく必要があるだろう．ここ十数年のテクノロジーの発達は非常に急速であり，背景因子だけでなく，生活機能全体にも大きな影響を与え始めている（**図18**）．

3Dプリンタで自助具を製作し，使用することで，例えば固定できなかった身体の一部が固定できたり，届かなかった場所に手が届くようになる．そういったものづくりは，クライアントの「心身機能・身体構造」を補い，拡張することができる．使いやすい自助具を製作することは「環境」に働きかけることになる．共有データを利用すれば，当事者自らが選んで製作することができる．ダウンロードした共有データをアプリケーションを利用して，より使いやすいものにアレンジし，再度共有することで，社会をよりよくする働きかけへの「活動」「参加」が実現できる．今後も共有データは増加し，その種類も増えるだろう．それは，より多くの人が，3Dプリンタを活用することによる「活動的で生きがいのある生活」を目指せるということである．

## 作業としてクライアントに3Dプリンタの活用をすすめる場合

### 作業分析的視点

3Dプリンタでのモデリングや出力のプロセスを「作業」としてクライアントに用いる場合，作業分析的視点は重要である．今回は「包括的作業分析」をその視点の一例として示す．評価に基づき，心身機能への負荷を段階的に変えて提供することが望まれる．

## 3D プリント（FDM 方式）による包括的作業分析の例

| 基礎項目 | |
|---|---|
| 作業名 | 3D モデリングアプリケーション「Tinkercad」の既存のシェイプを利用して，ストローホルダーを作る |
| 必要な道具，素材 | 道具：パソコン，インターネット回線，3D プリンタ，スティックのり，スクレイパー，ニッパー，ピンセット，やすり<br>素材：フィラメント（PLA，TPU，ABS など） |
| 完成までの所要時間 | 1，2 時間 |
| 対象年代，性別 | モデリングや細やかな機材の操作は性別問わず，小学校低学年から高齢者まで可能 |
| 費用 | 3D プリンタ本体と工具を合わせて 5 万円程度．素材は 1 個あたり 30 〜 100 円程度 |

| 環境 | |
|---|---|
| 作業環境 | 室内で行う創作活動．機材の設置場所と，通常の机があれば可能である．また，電源とインターネット環境が必要．3D プリンタの機種によっては出力時に多少の機械音が出るため，場所やタイミングを考慮する必要がある |

| 工程 | |
|---|---|
| 作業工程数 | 3 または 4 |
| 各工程の内容 | ① Tinkercad でモデリングし，STL データを作る<br>②スライサー（ソフト）で出力の設定を行い G-code を生成する<br>③ 3D プリンタで出力する<br>④必要に応じ，サポート材をはがす，表面をやすりがけする |

| 運動機能 | |
|---|---|
| 運動の粗大度，巧緻度 | 主作業には，マウスまたはトラックパッドを操作する上肢機能と手指の巧緻性が求められる．作業台から 3D プリンタが離れている場合，素材を交換する際や仕上がった出力物をはがす際に移動と上肢の上下や押し出し，引き寄せ運動が必要<br>サポート材をはがす必要がある場合は，ニッパーやピンセットを操作する上肢と手指の巧緻性が求められる |
| 肢位の変化と大きさ | 動作の段階づけは可能<br>素材の交換が必要なく，パソコンと 3D プリンタがネットワークで繋がっている環境であれば，移動や動作は最小限で行える．モデルの形状を調整することで前に述べた工程④は省くことができる |
| 運動の速さ | 出力するモデルの大きさや出力の速さなどを変更することで，はがす，のりを塗る，セットする，作業机に戻る作業の繰り返しのペースを変化させることができる |
| 運動に伴う抵抗 | 前に述べた工程④ではニッパーやピンセットを使用する時ややすりをかける時に力を使う．出力するモデルの形状により，サポート材の必要量が変化するので，使用するサポート材の設定や素材，モデルにより抵抗の段階づけが可能 |
| リズムの有無と内容 | サポート材をはがしたり，やすりがけする際は一定の繰り返し作業がある |

| | |
|---|---|
| 繰り返し動作の量と内容 | 同じモデルを数多く製作したい場合，パソコン上でコピー＆ペーストを繰り返してはじめから複数出力する設定にする方法と，1 個ずつ出力し，一連の出力作業を繰り返し行う方法に分けられる．スキルや適応により選択と段階づけが可能<br>サポート材はがしとやすりがけは一定の繰り返し作業があるが，モデルを工夫することで省くことができる．逆に作業を増やす代わりに難しいモデリングの手間を省くことも可能である |
| 運動の対称性 | パソコンのマウス操作は片手で行う．サポート材をはがしたり，やすりがけする際は，一方の手で出力したモデルを固定しもう一方の手で作業を行うが，道具で固定すれば片手でも行える |
| 手動関節と可動範囲 | 机上における手元での作業がほとんどで，肩関節，肘関節，手関節および手指のわずかな可動範囲に留まる．肩関節と肘関節に関しては 10° 以内．素材の交換と出力後のモデルを取り出す作業には，肩関節と肘関節ともに 90° 以上の可動域を要する |
| 手動筋群，筋作用，筋力 | 座位維持：脊柱起立筋が固定筋として働く<br>パソコン操作：マウスのコントロールには一側上肢の肩関節周囲筋，上腕二頭筋と三頭筋，腕橈骨筋，肘内筋などによる肘関節の屈伸動作筋，固定筋，マウスの把持には手指屈筋群手内筋による固定作用が必要，クリックやホイール操作には第Ⅱ，第Ⅲ，第Ⅳ指の屈伸動作が必要である<br>前に述べた工程④が必要な際は，モデルを固定するために片方の手の手指屈筋群手内筋による固定作用が必要．伸筋群は拮抗筋，前腕回旋筋群は固定筋として働く．ニッパーやピンセットを扱う際は，もう片方の手の主として母指，第Ⅱ，第Ⅲ指の屈筋群が動筋，伸筋群が拮抗筋として働く．また，前腕の回旋筋群，手関節背屈筋群による動筋作用が必要 |
| 主入力感覚，必要な感覚 | パソコン操作には主として視覚およびマウスやキーボード操作による触覚が入力される．出力台にのりを薄く塗る作業，サポート材はがしややすりがけには，視覚に加え触覚，固有覚，圧覚，運動感覚の情報が必要である |
| 必要な知覚―認知 | 3D プリンタの出力台からモデルをはがす際，モデルの可塑性に対して適切な力加減で握り，はがせる程度の力が必要．スクレイパーを使用する際も同様に適切な角度の維持や力加減が必要．また，道具の先に投射された視覚のフィードバックが必要である<br>サポート材をモデルから取り除く際は，視覚だけでなくニッパーやピンセットなどの道具を通した触覚および固有覚，圧覚のフィードバックが必要である．やすりがけの際は，モデルの対象部分の触覚のフィードバックが必要である |
| 注意，集中，持続 | 前に述べた工程①のモデリングおよび工程④の後処理は特に注意力・集中力が必要である．中断は自由であり，持続力の調整は可能 |
| 理解，判断，あらたな学習 | Tinkercad のように感覚的に操作しやすいソフトもあるが，慣れない対象者は繰り返し学ぶ必要性がある．出力の設定を行うスライサーの利用も，初めてであれば学習する必要がある．出力作業に関しては，単純操作であるが，出力 1 層目の開始直後などは特に，出力を継続するか，中止して出力し直すかの判断が必要 |

| 計画性 | 出力後にサポート材が必要な形状であれば，肌触りはどうかなどの予測をたて，出力設定を鑑みてモデルの形状をあらかじめ計画的に造形しなければならないこともあるだろう．出力に時間がかかることがあるため，出力中に「何をするべきか，したいか」を考察しておくとよい．もちろん直観的に作れる形状もある |
|---|---|
| **道具・素材** | |
| 道具に象徴されるもの | Tinkercad は積み木のように扱えることから，幼児性や愛着に象徴される．ニッパーは切る作業から，ピンセットは鋭利で小さいものをつかむことから細やかさに象徴される |
| 道具の扱いやすさ（統制度） | パソコンやソフトは慣れないと扱いにくいものもある．3D プリンタは初期設定が整っており，素材の交換がなければ扱いやすい．ニッパーは素材やモデルによっては切りながら引く動作能力が必要 |
| 素材に象徴されるもの | 木や金属に象徴される，木や金属の粉入りのフィラメントがある |
| 素材の可塑性，抵抗，統制度 | やすりがけできる素材，温度で変化する素材，粘性のある素材などがある．サポート材をはがす作業は，どの素材も一定の抵抗がある．データは残るため失敗しても何度も同じモデルを出力し直すことができる |
| **作業過程・作業結果** | |
| 表現の自由度，独創性 | Tinkercad 内には数多くのシェイプがあり，組み合わせや工夫により造形の自由度は高い．素材や色もさまざまであり，独創性を発揮することができる |
| 誘発されやすい感情 | パソコンやソフトの操作でフラストレーションを感じる可能性がある．しかし，操作に慣れれば成果が質量や触感を伴う物質としてすぐに手に入るため，達成感を得られる．期待と異なる部分があればすぐに修正し，再度出力すればすぐに物質化できるため，より良いものを作って手にしたいという衝動を感じることができる |
| 自己愛充足の機会 | 自分で使用したり，他者の生活にも役立つものづくりができ，なおかつ独創性を発揮できたことによる満足感が得られる<br>自らの手でやすりがけしたものなどは特に，唯一無二の作品として強い愛着を感じることができる |
| 難易度 | はじめはソフト内の既存のシェイプや，他者の作業画面のシェアを用いる，モデリングの動画を再生しながら真似るなどで現在の自分のレベルに合ったものづくりが可能 |
| 結果の予測性 | 出力の設定でどのように結果が変化するのか，慣れるまで予測しにくいことがある．サポート材をはがす作業は，はがした部分とそうでない部分がはっきり分かるため，作業結果が予測しやすい |
| 結果の種類と再生産性 | 既存のものを再現することや，素材や設定を変えた再生産が容易である．結果が生活に役立つ品物となる |
| 社会的・文化的背景・価値 | インターネット時代の文化背景を活かしたデータを活用したものづくりは，自らのためだけでなく，結果を共有することで他者に貢献することが可能となる．文化を醸成する一員になれる |

| 交流・コミュニケーション | |
|---|---|
| 対人交流の特性 | 個人的な活動であるが，作業画面を共有して画面の中で他者とデザインを通して交流することもできる．作業療法士と共に行う場合は，同一空間内で隣同士で製作することもあるだろう．あるいは離れた空間でインターネット上の同一作業台にて行う場合も考えられる |
| コミュニケーションと形態 | 言語的コミュニケーションは基本的には不要だが，サポート材はがしややすりがけは適度な雑談をしながらでも行える．自ら作ったモデルをインターネット上でシェアすることにより，世界中の人々と言葉や画像，共有した作品そのものでコミュニケーションできる |
| リスク | |
| 身体的リスク | 長時間のパソコン作業によるアンバランスな身体機能の活用からくるリスクや，ニッパーやピンセット利用時のけがのリスクが考えられる |
| 心理的リスク | パソコンやソフトの統制がしきれず，満足感の得られる結果に到達できないリスクがある．データシェアサイトからデータをダウンロードして使うことでカバーできる可能性もある |

## 参考文献

1) 河合隼雄（編）：箱庭療法入門．誠信書房，p.9，1969

2) 松元義彦：手作り自助具の工作技術．三輪書店，p.211，2004

3) 田中浩也, 他：プロトタイピングを中心としたデザインプロセスにおける「推進力」と「展開力」の諸問題―「Cultural Exciter」概念を参考として．KEIO SFC JOURNAL 17：30-50，2017

4) ZIZI-YAMA WORLD（URL：https://hiroshi-yamane.net/base/ICF.html）2019年7月閲覧

5) 日本作業療法士協会：平成29年度生活行為工夫情報モデル事業報告書．p.6

# 2 自助具とデザイン

**ここでは自助具を作るにあたって避けては通れないデザインについて記したい．**

　日頃暮らしのなかで目にするもののほとんどは何らかのデザインが施されている．デザイナーたちがものの形を通してそのありようを日々考え続けている現れといえる．

　「デザイン」とはもの（大抵は道具だが，昨今は目には見えないものにも使われることが多い）に形を与えるだけのことに思えるが，本来の意味を考えると「設計」の過程すべてを含む．それはつまり，ものの形を通してそのありようを考えるということである．自助具のデザイン（**図1**）においては，何らかの不便から道具を必要としている当事者に対して形だけで応えるばかりでなく，不便さを生み出している環境や要因そのものを注意深く観察し，そのうえでそれらを解決する手段として形を生み出す必要がある．そのためには単なる動作を補助するためのものではなく，意味ある作業の1つとなることを意識して自助具をデザインする必要がある，ということだ．本当のニードと「症状」としての現象を混同してはいけない．本当の問題が何であるかを知るにはヒアリングだけではなく，観察や試行を重ねていく必要がある．

## 自助具とは？　誰のための自助具か

　通常自助具というと障害を抱えた方々の不

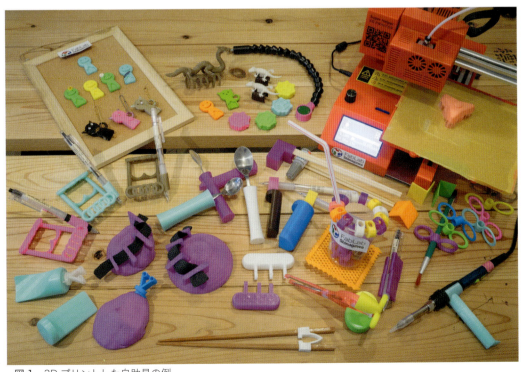

図1　3Dプリントした自助具の例

便を解消するためのものと捉えられているだろう．しかし，本書ではその対象を大きく健常者にも広げようと考えている．日々の暮らしにまつわる不便は障害のある，なしに関わりがないからだ．本書を手にした方の多くは障害をもつ方々の支援者であろうが，そうした方々が他者のためだけでなく，自らのためにもものを作ってもらいたいと考えている．そのような作業を日々の暮らしに織り込むことは何ものにも変えがたい経験を生み出す．そしてその暮らしを長く続け，たくさんの仲間を得てもらいたい．早晩誰しも老いを迎えることになるが，老いを迎えた自分がデザインのスキルを持つことは当事者がデザインに関われるということだ．

## 形としてのデザインにおける要素

ものの総体としての印象は，色や形だけではなく，触覚，嗅覚などにも作用して得られる体験すべてによって生み出されるものだ．形のための形，ではなくクライアントなど使用者の行動をよく観察して自然に動作がアフォードされる形態を探っていきたい．ここでは意匠，インターフェースとしてものが持つ性格をどう設計するか簡単にみていこう．

### 形

形はそれを生み出すツールの性格に大きく影響を受ける．パソコンでの 3D デザインといっても数値入力しなければ形を作ることのできないものもあれば，粘土をこね，彫刻するようにモデリングするものもある．自分がイメージする形に応じて適切なツールを選ぶことが重要になる．後ほど紹介するように，いったん紙粘土などで形作ったものを 3D スキャンする，といった方法も考えられる．

### 色

色はそれだけでそのものを使う人々の心理に影響を与えうる．1 つのデザインをさまざまな色や素材のバリエーションで作ることができるのも 3D プリンタによるものづくりの特長の 1 つだ．クライアントそれぞれが持つヒストリーを色で表現する，など有効に活用していこう．それと同時に，色を知覚できないクライアントにはどのようなアプローチがあるか検討することも必要になる．

### 触　覚

形や色と同様にとても有効に働くのが，このところ「ハプティック」や「テクタイル」（いずれも「触覚の」を意味する）という言葉で表現されることの多い，触覚を用いたインターフェースである．3D プリンタでの加工だけでは手触りを演出するところまでなかなか実現できないが，ポストプロダクション[1]と呼ばれる 3D プリントした後の工程を工夫することが考えられる．また，エラストマーと呼ばれる柔軟性のある素材を用いて 3D プリントする際に充填率を変えることで柔らかさのコントロールができる．今後，3D モデリングツール上でテクスチャと呼ばれる手触りを左右する表面処理のデザインプロセスが簡略化されることが期待されている．

---

## 尊厳とデザイン

ここでデザインが与える心理的な影響を考えてみよう．デザインはメディアとしても機能する．人は自分の考えを自分がまとうデザ

---

1：3D プリント後の加工のこと．3D プリント後の熱を伴った加工ややすりによる整形，薬品による表面処理などがあり，今後ますますニーズの高まる分野だと予想される．

インに代弁させてきた．尊厳のためのデザインを考えるときに最近身近でよく話題にのぼるのが，片麻痺の人々が利用している車いすのブレーキレバーだ．麻痺側のブレーキに手が届かないので，ほとんどのケースで使い終わったラップの芯が刺さっている．よくてマスキングテープなどで飾り付けているくらいだ．医療介護・福祉の現場では当たり前の光景のようだが，専門職ではない私がはじめてその様子を目にしたとき，わが目を疑った．しかも現場では何の疑いもなく慣例としてずっと続いてきたものだという．「当たり前を疑ってかかる」というのはデザインにおける最も基本的なアプローチの1つだが，正しく今すぐにでも取り組むべき課題の1つだろう．専門職の方々から見れば日々もっと大きな課題があり，取るに足らないことかもしれない．しかしこの状況は，あなたのブレーキレバーのアタッチメントはラップ芯で十分です，と伝えているに等しい．確かにこれまで労力に見合ううまい対応方法がなかったからかもしれない．しかし，3Dプリンタを個人で購入できる状況になったいま，新たな選択肢が増え可能性が広がった．その可能性にかけたほうがよい（**図2**）．

当事者がその道具に日々触れることで申し訳ない気持ちになったり，残念な気持ちになったり，気分よくなることができないという，そもそも道具がスティグマ（負の烙印）を象徴するような事態はすぐにでも見直していこう．もし対象が多く感じられるなら，それだけ取り組むべき課題がたくさんあるということだ．

登場時に非常に話題を呼んだ電動車いすの「WHILL（**図3**）」や筋電義手のプロジェクト「HACKberry（**図4**）」はデザインが尊厳のためにできることを雄弁に表している．ほかにもデザインを通じたインクルーシブでイノベーティブな活動が始まっている．

### "design for" から "design with" へ

「センス」とは直感的なことばかりではなく観察に基づいてトレーニングすれば身につくことがある．センスのよい，とされるものにはある程度の法則がある．

しかし，センスがいい，というのはいったいどういうことだろう．それを学ぶために「うつし」をすることは従来から行われてきた．「うつし」とは，真似をする，模倣することだが，詳細にわたって観察することが不可欠なため，そのことを通して先人のものへの理解を想像しつつ疑似体験することができる．

そして，本書のメインテーマであるデジタルファブリケーションのポテンシャルを最大限に活かしたものづくりは，「うつし」から入るにはうってつけである．直接は知らない誰かが共有したデータをもとに新たなものづくりに取り組むというのはこの時代のアノニマスデザイン[2]と言っていいように思う．共有からはじまるものづくりは，誰かのおかげではじまり，誰かのためになっていく．

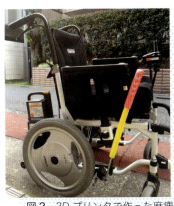

**図2** 3Dプリンタで作った麻痺側ブレーキ

---

2：暮らしの中から生まれたものにみられる．デザイナーが関与しない「詠み人知らず」のデザイン

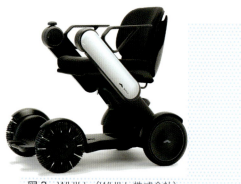

図3　WHILL（WHILL株式会社）

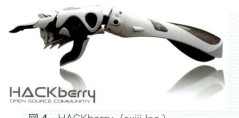

図4　HACKberry（exiii Inc.）

「まずやってみる」もののつくり方は，形ありきで進めるもののつくり方とはアプローチが異なる．昨今の「デザイン思考」の流れをつくったスタンフォード大学教授，IDEO代表のデビッド・ケリーがいうように「すばやく失敗する」ことを推奨したい．ものの最終形がはじめから捉えられることはほとんどなく，絶えることのない「観察する，作ってみる，試す」のフィードバックループを速いスピードで回すことが必要だ．昨今のシステムデザインが「永遠のベータ版」と呼ばれることも，絶え間ない改善のプロセスを表現する言葉である．改善するフィードバックループを続ける限り，「大きな失敗」をすることはない．「小さな失敗」を繰り返し改善し続けるからだ．そこには完成形といった固定化されたものはなく，絶え間なく繰り返されるプロセスがあるだけだ．大きな失敗とは試行と改善がストップした状態から始まることに注意しよう．「小さな失敗」は学習経験として捉えればよい．自助具のデザインに必要なのはニードに寄り添い，拡張を促す仕掛けづくりだ．みなが同じではない状況の中，共有からはじまる少しのカスタマイズが多様性を生み出す．

### 安全と主体性

3Dプリンタでのものづくりに取り組んでいると，事故がおきたときの責任について質問されることが非常に多い．何かあった時に誰が責任を取り，賠償問題をどうするか，というのは避けては通れない問題である．ただここで1点確認しておきたいのは，このアプローチについて当事者自身が意識をもって「サービスを提供されている」というこれまでの状況から1歩前に踏み出さなければならないということだ．当事者が主体性を持って関わることで少しでも被害者意識を持つ状況を改善していこう．

本書で紹介する試みはまだ始まろうとしている段階にすぎない．しかし，今後の社会のありようそのものを考え直すうえでも大きな萌芽となる．自身もデザインを生業としている筆者にとって，最近の活動はファシリテーターとしての役割に大きくシフトしてきている．"design for"から"design with"へ，インクルーシブな社会の実現に向けて，ものづくりを頼りに多様なあり方をサポートしていこう．

# 3　3Dプリンタでプリントする手順

3Dプリンタでプリントする，というのは具体的にどのような作業だろうか．はじめはなかなかイメージが湧きづらいだろうが大きく分けて下記3つのプロセスが必要になる．

① 3Dデータを用意する．
② 3Dデータを3Dプリント用のデータに変換する．
③ ②のデータをもとに3Dプリンタで出力する．

それでは個別にどのような手順になるのかみていこう．

## 3Dデータを用意する

3Dデータを用意するにあたって，大まかに下記3つの方法がある．

・既存のデータを手に入れる（ダウンロードする）．
・モデリングする．
・3Dスキャンする．

### 既存のデータを手に入れる（ダウンロードする）

インターネット上には世界中の人々が造形した3Dデータが大量に存在する．サービスによって無料のものから有料のものまであるが，他者によってデザインされたデータを手に入れて3Dプリントする，という点は変わらない．ダウンロードして利用する際に便利な3Dモデリングデータの共有サイトおよび，押さえておきたいライセンスの知識については**第2章**を参照してほしい．まずは出力してみたいもの，参考にしてみたいものをダウンロードしてみよう．

### モデリングする

昨今のデジタルファブリケーションで特徴的なことはアプリケーションやサービスの費用が限りなくゼロに近づいていることである．ここで紹介する3Dモデリングツールも個人や小規模事業者であれば，いずれも無料で使えるサービスだ．取り組みにあたってのコスト的な阻害要因はないに等しいといってよい．

#### Tinkercad（図1）

米国の世界的CADアプリ開発大手，Autodesk社が提供するWebベースのサービス．デジタル積み木といった印象で，これからモデリングをはじめる人にも取り組みやすく，使うほどに奥の深まるツールである．立方体，球体，円錐などあらかじめ用意された形を組み合わせてさまざまな形状を作り出すことができる．使い方の詳細は**p.39**で紹介する．

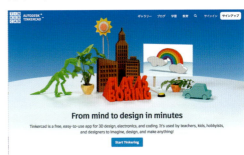

図1　Tinkercad（https://www.tinkercad.com）

#### Fusion360（図2）

こちらも前述のAutodesk社が提供するサービス．商用CADとして大手企業でもデザインの現場で採用されている．描画した平

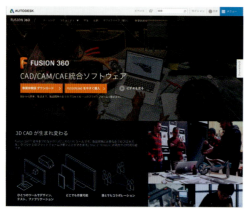

図2 Fusion360 (https://www.autodesk.co.jp/products/fusion-360/overview)

面形状を押し出して作成するスケッチ機能と彫刻的になめらかな立体を作成するフォーム作成機能を併せ持ち，造形したパーツを組み合わせての動作シミュレーションや応力など各種解析機能を活用することもできる．自助具をデザインするうえでは少々オーバースペックな面もあるが，用意された機能をうまく使いこなせば1ランク上の造形を目指すことができる．

## 3D スキャンする

人体などに直接フィットする必要のあるものは上記の3Dモデリングツールでは造形がなかなか難しい．その場合に補完的なツールとなるのが3Dスキャナ（図3）である．3Dスキャナもスマートフォンアプリから専用アプリとセットの高価なプロダクトまで選択肢が幅広いが，得られるデータのクオリティも含め，実態はまだまだ過渡期の状況である．

## 3Dデータを3Dプリント用のデータに変換する

### スライサーでデータ変換

3Dモデリングデータは3Dプリンタで加工するためのツールパスのデータに変換する必要がある．そのためのアプリケーションはスライサーと呼ばれ，3Dプリンタメーカーが独自に提供しているもののほか，オープンソースで提供されているものも多く使われている．

スライサーでデータを書き出すにあたっては，3Dプリントするオブジェクトの解像度ともいえるレイヤー高さ，強度を決める充填率[1]およびインフィルパターン[2]，素材によって適性の変わるノズルの温度やフィラメントの押し出しスピード，オブジェクトの定着を助けるヒートベッド[3]の温度など各種パラメータを設定する．スライサー内で加工シミュレーションが行われ，おおよその出力時間や素材の使用量が得られる．ただし，あくまでも計算に基づくものなので，実際にぴったりその数値，というわけにはいかない．

### スライスしたデータを3Dプリンタで出力する

スライスされた3Dデータをもとに3Dプ

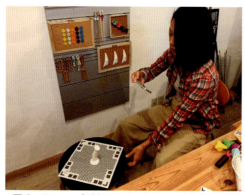

図3 Qlone：無料のスマートフォンアプリで3Dスキャンすることができる（データのダウンロードは有料）．

---

1：内部をどの程度の密度で埋めるかの設定．0%は内部が空洞になる．
2：内部を満たす形状パターンのこと．
3：3Dプリンタの造形が行われるベッド（出力台）の中で高温（～110℃）に熱することができるもの．

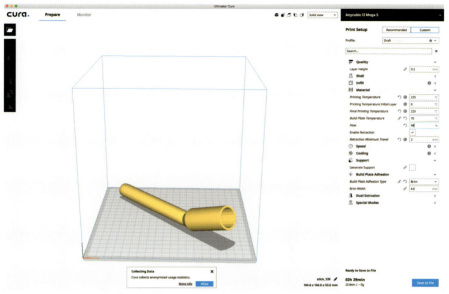

図 4　Cura：STL データを取り込んで 3D プリント用のデータに変換する．

リンタで出力する．3D プリンタへのデータ取り込みは，SD カード，USB ケーブルでの接続のほか，WiFi を経由して行うものや，インターネットを通じて行えるものもある．いずれにせよ本書で扱う 3D プリンタについては何らかの方法で 3D プリンタに G-code をコピーしてそのファイルを実行することを前提にしている．

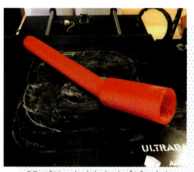

3D プリントされたオブジェクト

# 第2章

## 3Dデータを手に入れよう

# 第 2 章 　 3D データを手に入れよう

## 1　データシェアリング —3D データを自分で作れなくても大丈夫

　3D プリンタの活用において，必ずしも CAD ソフトなどで 3D モデルを作る必要はない．無料で利用できる CAD ソフトの普及とともに，専門家だけでなく，3D モデリングに取り組んでいる人の数は世界中でどんどん増えている．そして CAD ソフトや 3D プリンタの販売会社などが提供する 3D データのシェアサイトも数多くある．

　この章では，カテゴリ別に主要な 3D データシェアサイトの紹介と，データをダウンロード・シェアする方法，およびそれらのデータを利用する際に心に留めておくべきライセンス「クリエイティブ・コモンズ（以下，CC）」に関して触れる．

　3D プリンタで出力する際の 3D データは，主として STL データ[1] である．試しにインターネットで，「欲しいものの英語名称」と「STL」で検索してみてほしい．無料から有料まで，世界中の 3D モデラーが製作した自慢のデータを数多く見つけることができるだろう．そこからデータをダウンロードし，出力設定してプリントするだけで，データを「物質化」することができる．

### 3D データシェアサイトの紹介

#### Thingiverse（図 1）

　米国の MakerBot 社（3D プリンタメーカー）が提供する，現在ユーザー数が世界最大（データ数は 113 万以上）の 3D モデリングデータのシェアサイト．表記は英語．基本的にはすべて無料でダウンロード可能だが，利用者が希望すれば作者に PayPal 経由で

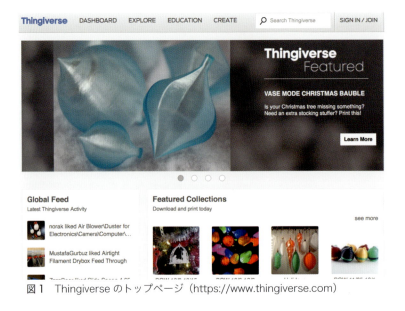

図 1　Thingiverse のトップページ（https://www.thingiverse.com）

---

1：STL（Stereolithography）データは 3D CAD ソフト用のファイルフォーマットの 1 つ．ほとんどのソフトにサポートされている．特に 3D プリンタ（ラピッドプロトタイピング）業界では，最も使用されているファイルフォーマットである．3 次元の立体形状を小さな三角形（ポリゴン）の集合体で表現するシステム．

チップを提供することもできる．サイト内でグループを自由に作ることができ，その中で情報交換できる．作業療法や福祉機器に関するグループもあり，世界中の興味の似通った3Dモデラーとつながることができる．「Occupational Therapy」「Assistive Technology」と検索すれば該当するグループを見つけられる．筆者である林と濱中が管理する日本国内の福祉に役立つ3Dデータの共有グループ「FAB CARE JAPAN（https://www.thingiverse.com/groups/fabcarejapan/）」もこの中にある．

さまざまなアプリケーションと連携しており，データをThingiverseから直接3Dプリントオーダーすることもできる．Thingiverseから提供されているアプリケーションの1つである「Customizer」は，OpenSCADというCADソフトでデータ製作をする必要がある．無料で利用でき，いわゆるパラメトリックデザイン[2]を利用することができる．

## Rinkak（図2）

株式会社Kabukuが提供する3Dモデルのプラットフォーム．

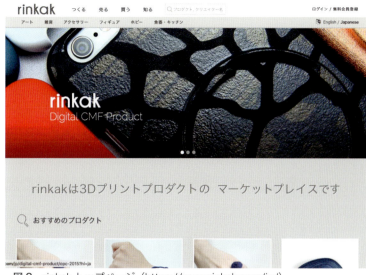

図2　rinkakトップページ（https://www.rinkak.com/jp/）

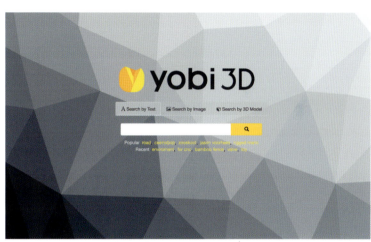

図3　Yobi3D　トップページ（https://www.yobi3d.com）

モデラーは，自身が作ったデータを登録するだけで「プリントアウトした製品」を販売することができる．データのみ無料でシェアしたい場合はそちらも選択できる．日本語表記あり．

## Yobi3D（図3）

無料でダウンロードできる3Dデータを探せる検索サイト．複数のサイトから横断的に3Dデータを検索できるため便利なサービスである．英語表記．

---

2：各種パラメータ数値を調整するだけで，個々のニーズに合わせたデザインがある程度作れる手法．

## Fabble（図4）

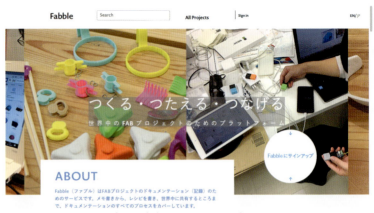

図4　Fabble のトップページ（https://fabble.cc）

　日本発のデータ共有サービスとして，Fabble を紹介したい．Fabble は「ものづくり」と「ものがたり」の統合プラットフォームであり，ものづくりの一連の流れを記録したページを作成できる．運営は慶應義塾大学 SFC 研究所ソーシャルファブリケーションラボが担っている．コラボレーター（共同編集者）とのレポート共同執筆の機能も持ち，複数人がインターネットを経由して，1つのプロジェクトを編集することができる．また，ものづくりにあたって活用したデジタルデータを添付ファイルとして登録して一覧にできるので，1ステップでもの・ことづくりの過程をなぞることができる．

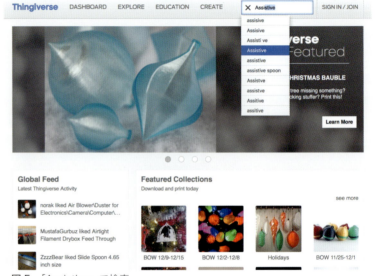

図5　「Assistive」で検索

## 3Dデータをダウンロード・シェアする方法

　ここでは，最初に紹介したシェアサイト「Thingiverse」における，3D データのダウンロードとシェアの方法を説明する．

### ダウンロードする方法

　Thingiverse では，ID を取得することなく，3D モデルのデータ（STL データ）をダウンロードできる．好きなデータを選択して，「DOWNLOAD ALL FILES」をクリックするだけで，パソコンのダウンロードフォルダに選択した 3D データがダウンロードされる．

　自助具を探したいときは，「Assistive」で検索すると，より見つけやすい（図5）．検索は，モデラーがつけた「#（ハッシュタグ）」などに基づいている．

　「Assistive」で検索すると，図6 のように自助具がたくさん表示される．クリックしてダウンロードしてみよう．今回は水道のハンドル型のペットボトルオープナーを選んでみた．

　すると，図7 のような画面が現れる．右上の「DOWNLOAD ALL FILES」をクリックする．

図8 ような画面が表示され，該当データを含めたファイルがダウンロードされる．この画面から，希望すればモデラーにチップを提供することができる（PayPal経由）．この画面でデータのCCライセンスが改めて表示されるので，再度確認しておく（CCの詳細は後ほど述べる）．多くは，ダウンロードされたデータの中の「files」フォルダの中に該当するSTLデータが入っているので，これを利用する．

## シェアする方法

ここからは，自身の作品をThingiverse内でシェアする方法を紹介する．

まず「SIGN IN/JOIN」→「ＣＲＥＡＴＥ ＡＮ ＡＣＣＯＵＮＴ」からIDを取得する．IDの取得にはメールアドレスが必要である．

IDを取得したら，ログインする．

「CREATE」→「UPLOAD A THING！」をクリックする（図9）と，アップロード画面が現れる．ここで必要なSTLデータや画像データをアップロードする．

公開に際し，最低限必要な入力内容は以下である．

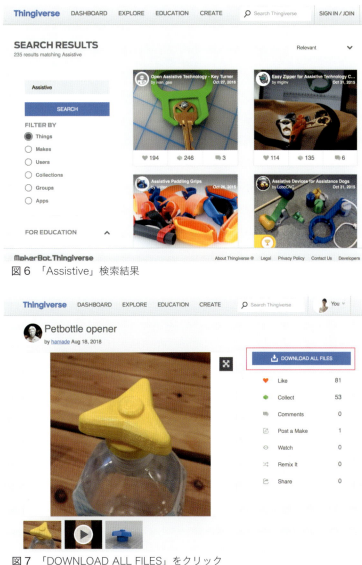

図6 「Assistive」検索結果

図7 「DOWNLOAD ALL FILES」をクリック

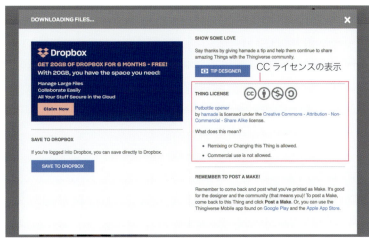

図8 ダウンロード画面

・Thing Name（作品タイトル）
・Category（カテゴリー）
・License（CC ライセンス．後述する）
・Summary（作品サマリー）
・Print Settings のいくつか（使用したプリンタやフィラメントの種類，充填率など）

各項目を入力後，「PUBLISH THING」で公開設定になる（**図10**）．

## 応　用

Thingiverse の活用の応用は主として，ほかのユーザーのフォロー，サイト内グループへの参加，リミックス（他者の作品をアレンジして公開）がある．これらも活用できると，よりシェアサイトの利用を楽しめるだろう．

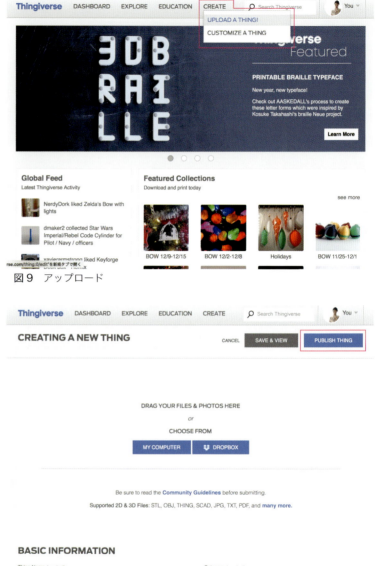

図9　アップロード

図10　公開設定

## FOLLOW（フォロー）

気に入った作品や作者を見つけたら，フォローしてみよう．フォローする時は，作者のニックネームをクリック→作者のプロフィール画面の「FOLLOW」をクリックする（**図11**）．

## GROUPS（グループ）

Thingiverse 内にはさまざまなグループがあり，誰でもグループを作ることができる．

「Occupational Therapy」や「Assistive Technology」のグループもある．グループ内フォーラムでディスカッションをしたり，作品をシェアすることもできる．好みのグループを見つけて参加してみよう．

グループは，ホーム画面の「EXPLORE」→「GROUPS」で一覧を見ることができる（**図12**）．また，「Search Thingiverse」から検索することもできる．

「VIEW GROUP」→「JOIN GROUP」で誰でもグループのメンバーになることができる

（図13）．

## REMIX（リミックス）

ほかの人が公開している作品をアレンジして，それを宣言して紐付けながら新たな作品として公開することがリミックスである．Thingiverseでは，簡単にそのリミックスも楽しむことができる．リミックスの方法は，アレンジした作品のアップロード画面で，「This is a remix」にチェックを入れる（図14）．

「Remix Source Files」に，もとの作品のThingiverse上での「Thing Name（タイトル）」または「ID（作品URL末尾の数字）」を入力する．

## CCライセンスについて

ここからは，前に述べたシェアサイトの利用に欠かせない「CC（クリエイティブ・コモンズ）ライセンス」について述べる．

CCライセンスとはインターネット時代のための新しい著作権ルールで，作品を公開する作者が「この条件を守れば私の作品を自由に使って構いません」という意思表示をするためのツールである[1]．利用することで作者は著作権を保持したまま作品を自由に流通させることができ，受け手はライセンス条件の範囲内で再配布やリミックスなどをすること

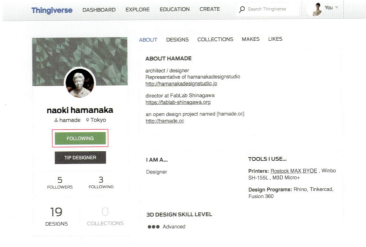

図11　FOLLOW

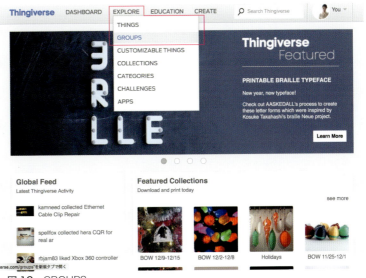

図12　GROUPS

ができる．現在，ライセンスは6種類あり，「C（コピーライト）：すべての権利の主張」と，「PD（パブリックドメイン）：すべての権利の放棄」の間のグラデーションを提案している（図15）．

CCは，国が定めた著作権法という法律ではなく，クリエイターとユーザーが互いに合意した条件でコンテンツの利用を簡易に，迅速に許諾する仕組みである．コモンズは，あらゆる有形・無形のリソース（資源）を一度権利から引きはがし，流動化させることで，

これまで出会ってこなかった「ひと」・「もの」・「こと」が出会う機会を最大化させる[2]．インターネットによって，現実と法律の乖離が激しい現代社会において，国家が定めたルールに従うのみならず，私たちが私人の側から自発的にルールメイキングしていくという考え方が重要である．

作品を利用するための条件は4種類ある（**図16**）．これらの組み合わせで，**図15**の6種類の条件がある．

### 表示（BY）

原作者のクレジット（氏名，作品タイトルなど）を表示することを主な条件とし，改変はもちろん，営利目的での二次利用も許可される最も自由度の高いCCライセンス．

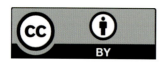

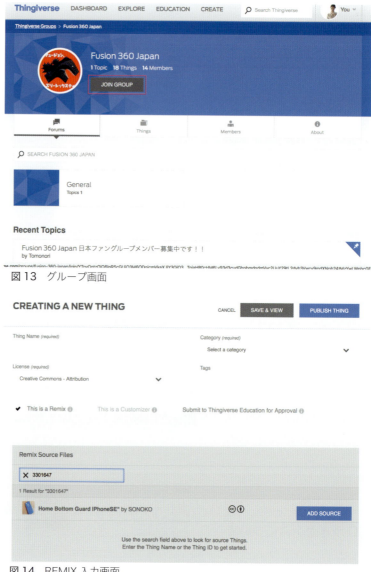

図13　グループ画面

図14　REMIX入力画面

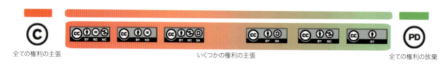

図15　クリエイティブ・コモンズ・ライセンス

表示
著作者の表示を要求
（Attribution, BY）

非営利
非営利目的での利用に限定
（Noncommercial, NC）

改変禁止
いかなる改変も禁止
（No Derivative Works, ND）

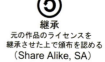
継承
元の作品のライセンスを
継承させた上で頒布を認める
（Share Alike, SA）

図16　条件の種類

### 表示 - 継承（BY-SA）

原作者のクレジット（氏名，作品タイトルなど）を表示し，改変した場合には元の作品と同じ CC ライセンス（このライセンス）で公開することを主な条件に，営利目的での二次利用も許可される CC ライセンス．

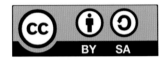

### 表示 - 改変禁止（BY-ND）

原作者のクレジット（氏名，作品タイトルなど）を表示し，かつ元の作品を改変しないことを主な条件に，営利目的での利用（転載，コピー，共有）が行える CC ライセンス．

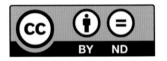

### 表示 - 非営利（BY-NC）

原作者のクレジット（氏名，作品タイトルなど）を表示し，かつ非営利目的であることを主な条件に，改変したり再配布したりすることができる CC ライセンス．

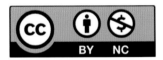

### 表示 - 非営利 - 継承（BY-NC-SA）

原作者のクレジット（氏名，作品タイトルなど）を表示し，かつ非営利目的に限り，また改変を行った際には元の作品と同じ組み合わせの CC ライセンスで公開することを主な条件に，改変したり再配布したりすることができる CC ライセンス．

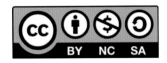

### 表示 - 非営利 - 改変禁止（BY-NC-ND）

原作者のクレジット（氏名，作品タイトルなど）を表示し，かつ非営利目的であり，そして元の作品を改変しないことを主な条件に，作品を自由に再配布できる CC ライセンス．

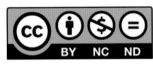

これら 6 つのライセンスのどれかが，それぞれの作品に表示されている．ライセンスを確認し，作者の意図に沿った利活用方法を行う．自身の作品をシェアする際は，どのようなライセンスを付与するかで，意思表示できる．

この章では，便利な 3D モデルのシェアサイトを楽しんで利用する方法に具体的に触れた．3D プリントの世界を楽しむことに，必ずしもはじめから CAD ソフトなどでモデリングに挑戦する必要はない．社会的リソースを作る活動に参加することは，誰でもできる身近な活動になっていることを実感しながら，シェアサイトの活用を適切に楽しんでくれる仲間が増えることを期待している．

### 参考文献

1) クリエイティブ・コモンズ・ジャパン（URL：https://creativecommons.jp）2019 年 7 月閲覧
2) 水野祐：法のデザイン―創造性とイノベーションは法律によって加速する．フィルムアート社，pp.34-35，2017

# 2 3Dデータダウンロードページの紹介

3Dデータをプリントするためには STL 形式で保存された 3D データが必要である．世界中にさまざまな規模の 3D データのコミュニティがあるが，作業療法士がリハビリテーションの現場で利用する自助具や医療物品を探す場合「Thingiverse (https://www.thingiverse.com/)」が最適だろう．詳しくは **p.26** にて触れたが，Thingiverse は 3D プリンタのメーカー MakerBot 社が運営する世界最大の 3D データのコミュニティであり，100 万点以上の 3D データを無料でダウンロードすることができる．さまざまなコミュニティも運営されており作業療法や自助具についての議論も交わされている．

ここでは Thingiverse で公開されている 3D データのうち，リハビリの現場ですぐに使うことができそうな物をピックアップした．データをダウンロードする際は必ずクリエイティブ・コモンズ（以下，CC）ライセンスを確認しよう（詳しくは **p.31** を参照）．

## 1. Petbottle opener

ペットボトルのふたを開けやすくする自助具．水道のハンドルそっくりにデザインされている．

作者：hamade
CC：Attribution - Non-Commercial - Share Alike（表示 - 非営利 - 継承）
URL：https://www.thingiverse.com/thing:3055085

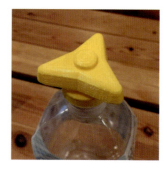

## 2. Abretapones/Adjustable bottle cap opener

ふたをおさえる部分がすり鉢状になっており，さまざまな大きさのボトルキャップに対応できるオープナー．ペットボトルよりもサイズが大きい洗濯洗剤の容器のふたなども開けることができる．

作者：ceapat
CC：Attribution - Non-Commercial（表示 - 非営利）
URL：https://www.thingiverse.com/thing:1526315

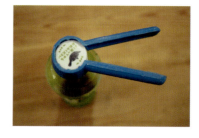

## 3. Milk pack opener

牛乳パックのふたを指で開けることが困難な人のために作られた自助具．牛乳パック上部の三角部分に自助具を差し込み，てこの力で開けることができる．

作者：Ko_myomyo

CC：Attribution - Non-Commercial（表示 - 非営利）

URL：https://www.thingiverse.com/thing:3303124

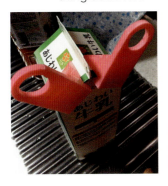

### 4. Cutting board guard

まな板の角にセットして，野菜や果物の脱落を防ぎ安定させる自助具．利用者のまな板に合わせてサイズを調整したり，ガイドの高さや長さを自由に変更できるのも，3Dデータの利点である．

作者：SONOKO

CC：Attribution（表示）

URL：https://www.thingiverse.com/thing:3417838

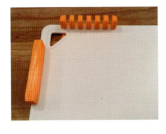

### 5. Chopstick cheater hinge

箸の操作を簡単にするための自助具．「Cheater」とはズルをする人のこと．Thingiverseは箸を使わない文化圏の利用者が多いため，操作を練習するための自助具がたくさん公開されている．

作者：chuckbobuck

CC：Attribution（表示）

URL：https://www.thingiverse.com/thing:1949777

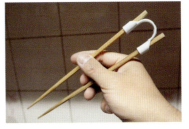

### 6. Ergonomic door knob lever

ドアノブを握らなくても扉の開閉が行えるようにするための自助具．3Dデータであれば，さまざまなサイズのドアノブの直径に合わせたサイズ変更が容易である．データ上でサイズ変更をする際は，全体を縮小・拡大すると，ボルトとナットが通る穴の大きさも変わるため注意が必要．

作者：rcolyer

CC：Public Domain Dedication（パブリックドメイン）

URL：https://www.thingiverse.com/thing:1695541

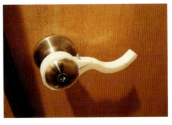

### 7. Key turner

鍵をつまむのではなく，握ることで把持する．リハビリテーションの世界では昔から利用されていたが，データ化されたことで，鍵や手の形状に合わせて加工がしやすく，複製

することもできるようになった．

　作者：makersmakingchange

　CC：Attribution - Non-Commercial - Share Alike（表示 - 非営利 - 継承）

　URL：https://www.thingiverse.com/thing:2802082

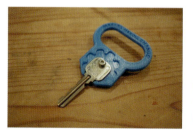

### 8. Klöts (Quick shoe ties)

　6万人以上がダウンロードした大人気3Dモデル（2019年8月現在）．靴ひもを通したプレートを組み合わせることでひも靴を結ばずに履くことができる．

　作者：Kart5a

　CC：Attribution - Non-Commercial（表示 - 非営利）

　URL：https://www.thingiverse.com/thing:938561

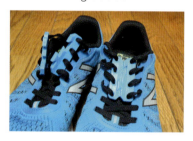

### 9. One hand pot opener V2

　身体を押し付けることで瓶やボトルなどの物品を万力のように固定するための自助具．複数のパーツで構成されている．しっかりと固定するためには，ボトルが滑らないように

する工夫も必要．

　作者：Printopal

　CC：Attribution - Share Alike（表示 - 継承）

　URL：https://www.thingiverse.com/thing:2917834

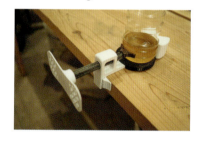

### 10. Orthosis for Typing and touchscreen

　手に装着し，シーネのように利用する．手指が弛緩していてもキーボードやタッチスクリーンが操作できる装具．PLA（フィラメント）を平面でプリントし，熱湯に浸してから変形させて手指の形に合わせる．

　作者：GabrielaB

　CC：Attribution（表示）

　URL：https://www.thingiverse.com/thing:2200674

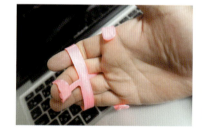

### 11. Toothbrush adapter

　ユニバーサルカフのように歯ブラシをねじ込んで利用する．10のタイピング用の自助具と同様にPLAで出力し，熱湯で変形させて

36

利用する．

作者：GabrielaB

CC：Attribution（表示）

URL：https://www.thingiverse.com/thing:2394134

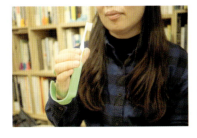

## 12. Customize PPS switch

北海道の筋ジストロフィーのコミュニティでカスタマイズされたPPS（Piezo Pneumatic Sensor）スイッチ．わずかな空気圧の変化でセンサーを反応させる．既成品の指サックを組み合わせている．

作者：hirakegoma33

CC：Attribution - Non-Commercial（表示 - 非営利）

URL：https://www.thingiverse.com/thing:2960433

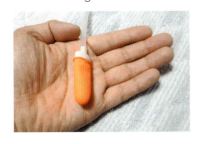

## 13. Bellows cover

ネブライザーでの薬剤噴霧に利用する道具．蛇腹状の管を3Dプリンタで作った治具で安定させる．介助者の負担軽減を目的に製作された．

作者：kaiak

CC：Attribution - Non-Commercial - Share Alike（表示 - 非営利 - 継承）

URL：https://www.thingiverse.com/thing:3422977

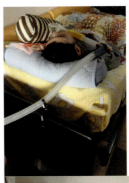

## 14. Walking stick rollator mount

あるとうれしいシルバーカー用の杖ホルダー．杖ホルダーがついていないシルバーカーもあるので利用価値が高いだろう．工夫次第で車いすに取り付けることも可能．

作者：zumili

CC：Attribution（表示）

URL：http://www.thingiverse.com/thing:1604837

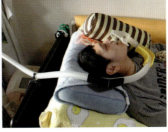

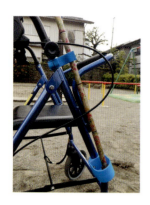

　ここに紹介した自助具はダウンロードしてすぐに利用できるものもあれば，利用する人の状態に合わせて，若干のデータ調整を必要とするものもある．本書では初心者におすすめの CAD ソフトとそのおおまかな使用法についても紹介している．本書を参考に，是非データの調整にもチャレンジしてみてほしい．

第 2 章　3D データを手に入れよう

# 3　モデリングツールを使ってみよう

ここでは初めてでも取り組みやすい2つの 3D モデリング ツールを紹介しながら，アイデアを形にするプロセスについて考えていく．

3D モデリングにはスクロールホイール付きのマウスが使い勝手がよい（図1）．

3D モデリングソフトとして次の2つを簡単に紹介する．
・Tinkercad
・Fusion360

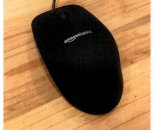

図1　スクロールホイール付きマウス

いずれも米国の 3DCAD ソフトを主に開発している大手企業，Autodesk 社が提供するサービスである（2019 年 1 月現在）．

Tinkercad はデジタル積み木ともいうべき直感的なモデリングができ，小学生でもすぐに取り組めるツールとして人気が高い．さらに，慣れるに従い奥が深い使い方もでき，3D スキャンしたデータとモデリングしたデータの統合もしやすいのが魅力である．

Fusion360 はプロのデザイナーからも幅広い支持を得ているアプリケーションで，業務に使用している企業も多い．寸法の決まった作図をもとにデザインを進めるスケッチモードと，ある程度直感的にデザインを進められるスカルプトモードがあるのが特徴で，それぞれのモデリング法に則したデザインを検討できるのが魅力である．

それではそれぞれの簡単な使用法を順番にみていこう．

## Tinkercad

### ユーザー登録（図 2，3）

簡単なユーザー登録が求められるが Tinkercad，Fusion360 いずれも Autodesk 社のアプリであり，一方でユーザー登録すればもう一方も同じアカウントで使用すること

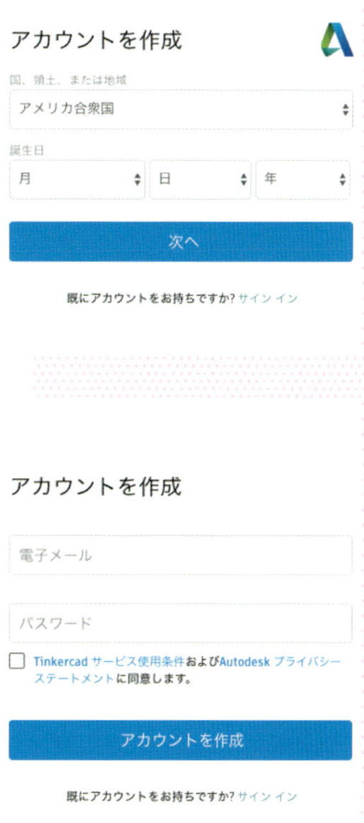

図2　ユーザー登録画面

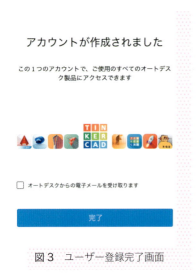

図3 ユーザー登録完了画面

ができる．

ユーザー登録が済んだら早速モデリングを試してみよう．まずメニューの表示を確認して英語で表示されているようならフッタメニューの表示言語切り替えメニューから「日本語」を選ぶ（**図4**）．これでメニューが日本語表示に変わる．

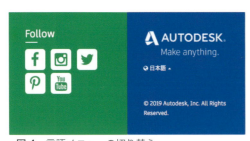

図4 言語メニューの切り替え

「新規デザインを作成」ボタン（**図5**）をクリックして新しく作業平面を作成する（**図6**）．ここがいわばキャンバスとなる．デフォルトでは寸法体系はミリメートルとなるため，1cmは10mmで表示される．単位は表示されないので留意されたい．

## マウスの操作

ホイール付きマウスを前提にマウスの操作を紹介しよう．

左ボタン：クリックで選択，ドラッグで範囲選択

右ボタン：ドラッグで作業平面（モデル）の回転，Shiftキー＋ドラッグで作業平面の移動

ホイール：回転でズーム操作，押しながらのドラッグで作業平面の移動

## グリッドスナップ

作業をはじめる前に作業平面に関わる設定を確認しておこう．モデルの位置を揃えたり，位置を決める作業をしやすくするために「グリッドスナップ」という機能が備わっている．設定したグリッド（方眼・格子）にモデルの配置が拘束される．通常1mmに設定されているが，入力することで任意の値に変更できる．例えば5mm単位のモデルを作成したい場合などはグリッドスナップを5mmに設定

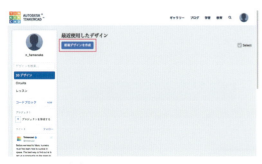

図5 新規デザインを作成

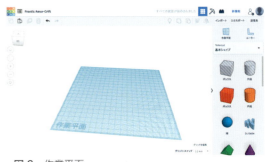

図6 作業平面

しておくと作業の省力化を図ることができる．

## 作業平面にモデルを配置する（図7）

　右側に並ぶメニューから任意のモデル（シェイプ）を作業平面にドラッグ＆ドロップしてみよう．アイコンのままの立体が作業平面に現れたはずだ．この立体はインターフェースとして表示される．それぞれのハンドルをトグルする（引っ張る）ことによって形状が変えられる．表示されているすべてのポイントが変形に関わるものなので，そのハンドルがどのような役割なのか理解・把握することがモデリングに慣れるためのコツと言える．

　メニューには非常にたくさんのモデルが用意されている．数字やアルファベットなどの3Dモデルのほかにも Scribble のように手書き（マウスだが）の軌跡を3D化してくれるものもある．時間をとってひと通りのモデルを試してみよう．

## 寸法指定による調整（図8）

　作業平面状のモデルは前述したようにハンドルを直接操作しても変形できるが，寸法を定めて変形することもできる．表示されているハンドルのいずれかをクリックしてみよう．数値入力を促すように表示が変わるのがわかるだろうか？　ここで数値を入力すれば数値通りの寸法でモデリングされる．

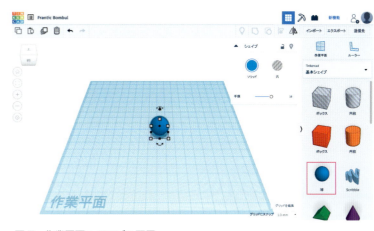

図7　作業平面へのモデル配置

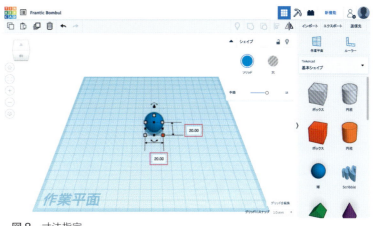

図8　寸法指定

## モデルの移動（図9）

　作成したモデルを移動させるにはマウスでそのままつかんで動かす感覚でできる．この場合，モデルが移動するのは作業平面上であり，上下方向の動きは拘束されている．上下方向に移動するにはモデルを選択した際，上部に表示される円錐形のアイコンをマウスで掴んで上下方向に移動する．この場合は水平面の移動とは逆に平面移動が拘束され，上下方向にしか移動できない．

## モデルの回転（図10）

モデルを選択すると変形のためのハンドルと併せて角度表示のアイコンが現れる．このアイコンをトグルするとモデルを回転させることができる．クリックして数値を入力すればその角度で回転する．回転の中心はモデルの中心となる．

## モデルの複製（図11）

モデルの複製は複製ツールアイコンをクリックするか，ショートカットキーを用いる．元のモデルと同じ場所に重なって複製されるので何度も複製しないように注意する．

## モデルの鏡像反転（図12）

モデルを鏡像反転することができる．鏡像反転したいモデルを選択し，鏡像反転ツールアイコンをクリックする．X，Y，Zどの軸に対して対称とするか選択する矢印アイコンが表示されるので，適宜選択すると反転される．鏡像反転もモデルの中心を軸として反転する．

## モデルのグループ化：一体化（図13）

日頃触れるプロダクトをよく観察していると

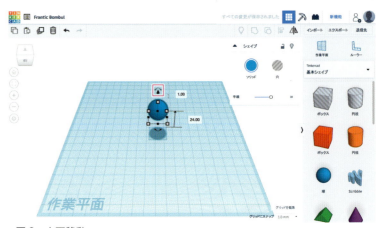

図9　上下移動

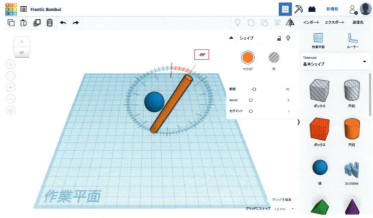

図10　モデルの回転

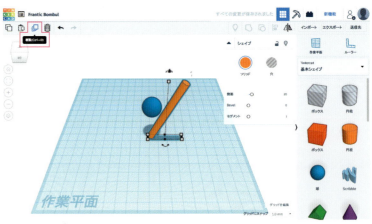

図11　モデルの複製

いくつかの形の組み合わせでできていると捉えられるものが非常に多い．自助具をデザインする際にもいくつかの形を組み合わせながら全体のデザインを構成していくことにな

るが，この際とても助かるのがグループ化ツールである．2つ以上の任意のモデルを選択し，グループ化ルールアイコンをクリックすると全体が1つのモデルとして扱えるようになる．グループ化の過程はアプリに記録されるので，後からグループ解除して個別のモデルを編集することもできる．ツールの役割をよく理解して効果的に使いたい機能だ．

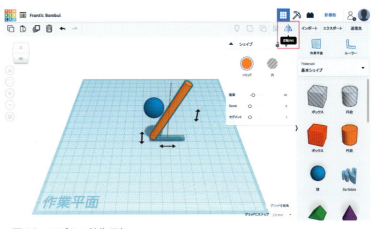

図12　モデルの鏡像反転

## モデルのグループ化：切り欠き（図14）

上とツールは同じだが，モデリング時の考え方から項目を分けたのが切り欠き機能だ．Tinkercadのモデルはソリッド（塊）と穴（切り欠き用モデル）という2つの属性を持たせられるが，ソリッドモデルと穴モデルを同時に選択してグループ化ツールアイコンをクリックすると，穴モデルでソリッドモデルを切り欠いた形が生成される．ただし，穴とソリッドのそれぞれのモデルが完全に離れたところにある場合はモデルの干渉が生じないので，モデルに変化は現れない．

モデルに穴を開けたり，切り欠き形状をデザインに取り入れたい場合は必須の機能なの

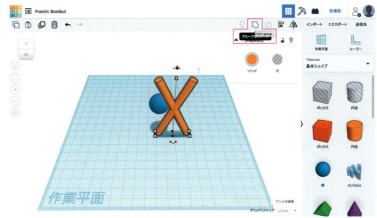

図13　モデルのグループ化

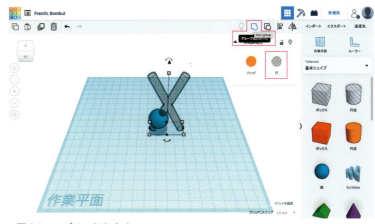

図14　モデルの切り欠き

で，なるべく早く使い方を覚えよう．

## モデルの整列（図15）

複数のモデルを一定の規則に基づいて整列

させることができる．例えばモデルの中心に穴を開けたい場合などに用いるとよい．

　整列したいモデルをドラッグして選択するか，Shift キーを押しながらすべて選択し，モデルの整列ツールアイコンをクリックする．該当するモデルの周囲に整列位置を選択するインターフェースが表示されるので，端部にそろえるか中心にそろえるかをクリックして指定する．この際前項のグループ化をうまく活用できれば複数の図形のグループ同士を整列することができる．

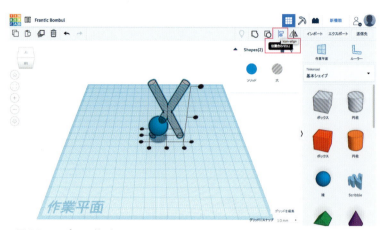

図15　モデルの整列

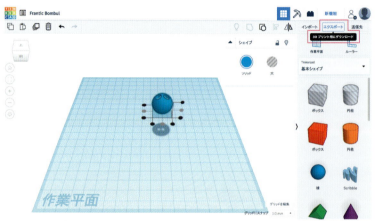

図16　モデルの書き出し

## 生成したモデルの書き出し

　作業平面で作成したモデルは 3D プリント用のデータとして書き出すことができる．作業平面上のモデルをすべて書き出したい場合はそのまま，特定のモデルを書き出したい場合は書き出したいモデルを選択し，エクスポートボタンをクリックする（**図16**）．

　書き出し設定の項目が表示される（**図17**）ので，「ダウンロード」のタブで書き出しデータに含める対象を選択し，「3D プリント用」の項目で使用するスライサーで推奨されているファ

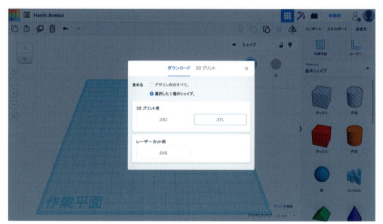

図17　モデルの書き出しダイアログ

イル形式（通常は STL）のボタンをクリックするとパソコンのダウンロード用フォルダにダウンロードされる．

ダウンロードしたファイルをダブルクリックしてモデルを確認[1]する．問題ないようなら次章で紹介するスライサーに読み込み，3Dプリント用のツールパスを生成する作業にうつろう．

## Fusion360

Fusion360は非常にたくさんの機能が統合された3DCADアプリケーションである．ここではその中でもモデリングに絞って簡単に紹介していこう．

### 体験版のダウンロードとインストール（図18）

Tinkercadと異なりFusion360を利用するにはダウンロードする必要がある．ホームページから体験版をダウンロードしてみよう（**図18**）．起動すると**図19**のような画面が現れる．

### マウスの操作

ホイール付きマウスを前提にマウスの操作を紹介しよう．

左ボタン：クリックで選択，ドラッグで範

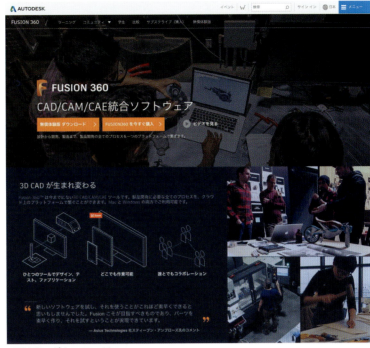

図18　ダウンロード

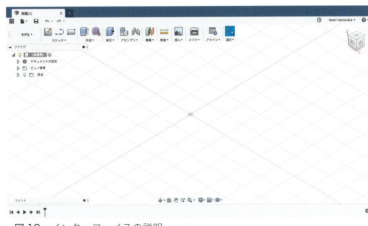

図19　インターフェイスの説明

囲選択

右ボタン：クリック，ドラッグともマーキングメニュー

ホイール：回転でズーム操作，押しながらのドラッグで表示画面の移動，ダブルクリックでウィンドウフィット（モデルの

---

[1]：モデルの確認には，Windowsなら8.1以降で3D Builderが利用できる．OSのバージョンによってははじめからインストールされているので，STLファイルをダブルクリックするだけで3D Builderが開き，モデルを確認することができる．PCにインストールされていないようなら，URL（https://www.microsoft.com/ja-jp/p/3d-builder/9wzdn crfj3t6?activetab=pivot:overviewtab）から入手できる（2019年1月現在）．Macの場合はOS X 10.11 El Capitan以降であればPCにデフォルトでインストールされている「プレビュー」アプリでSTLファイルを確認できる．

全画面表示），Shift＋押しながらのドラッグで表示を回転

## ソリッドモデリングでモデルを作成する

ソリッドモデリングの基本は平面形状をスケッチツールで作成していくつかの方法で押し出すことだ．

Tinkercadとは異なり自分で一から立体を作っていく必要があるので，順を追ってプロセスをみていこう．

### 押し出し（直線，図20）

スケッチで閉じた図形を作成し，押し出しツールで立体を作成する．複数のモデルが重なる場合，干渉する場合に応じてモデルに新たに形態を付与したり削り取ったりする．

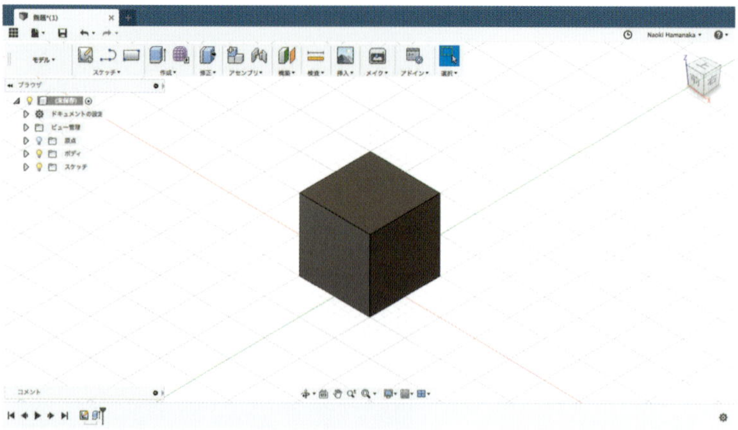

### 押し出し（スイープ，図21）

断面形状と断面が通るパスを定義することでスイープと呼ばれる押し出し形状を作成できる．

### 回転（図22）

例えば円柱を作成する場合，スケッチで円を描いて押し出す方法が一般的だが，長方形を360°回転させても同じモデルが作れる．挽物

図20　押し出し

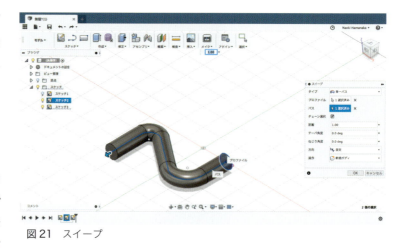

図21　スイープ

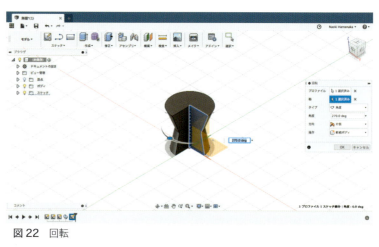

図22　回転

と呼ばれる旋盤加工で作成できる形態はこのツールを使用するといい．軸の位置と回転角度は任意に指定できるので，ドーナツをカットし

たような形状も作成できる．

## 角を丸める（フィレット，図23）

作成したモデルのエッジ部を任意の半径で丸めることができる．角張った形状ではけがなどの心配もあるので，うまくデザインに取り入れたい．フィレットツールでエッジを選択し，半径を指定するとフィレットが生成される．

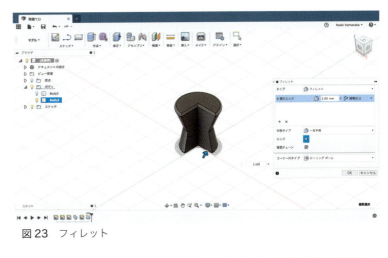

図23　フィレット

## 断面形状を組み合わせる（ロフト，図24）

任意の箇所の断面形状を組み合わせてモデルを作成することができる．例えば底が四角形で上部が円形のモデルなど，押し出しだけでは造形できない形態を簡単に作成できる．

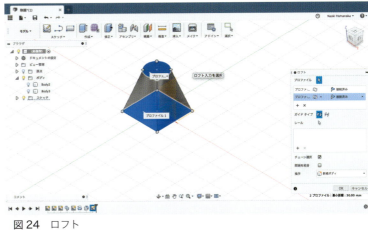

図24　ロフト

## モデルのコピー（図25）

通常のコピーのほか，モデルの配置を指定しながらコピーすることができる．
配置は格子状，円状，任意のパスに沿う形がある．

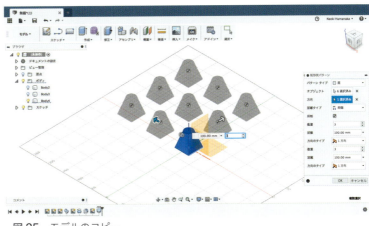

図25　モデルのコピー

47

## モデルのミラーリング（鏡像反転，図26）

任意の平面に対称となるようにモデルをミラーリングできる．鏡像反転なのでコピーして180°回転するものとは異なる．車の外観のように対称なモデルについては対称軸から半分をグループとしてデザインしていき，もう半分を鏡像反転する造形法が取られることもある．

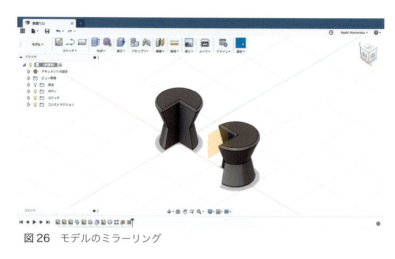

図26　モデルのミラーリング

## シェルを作成する（図27）

モデルの解放面を定めて面の厚さを指定すると，オブジェクトがくり抜かれた状態になる．

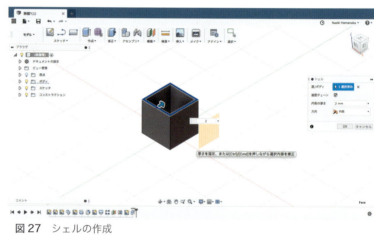

図27　シェルの作成

## モデルを組み合わせる（ブーリアン，図28）

複数のモデルを組み合わせる操作をブーリアンと呼ぶ．和，差，積として定義されているが，生成されるモデルの考え方は下記の通りである．

　和：複数のモデルすべてが合わさった状態を1体のモデルとする．

　差：複数のモデルの重なった部分の削り取る側，削り取られる側を指定して削り取る．

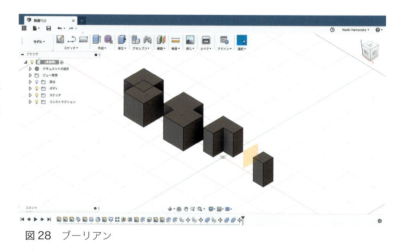

図28　ブーリアン

　積：複数のモデルの重なり合った部分だけを残す．

## スカルプト作業スペースでのモデリング（図29）

Fusion360の大きな特徴の1つ，スカルプト作業スペースでのTスプラインモデリングの手順をみていこう．最近よくみられる有機的で流れるようなデザインのモデルを簡単なプロセスで作成できる．

Tスプラインモデリングのためには「作成」→「フォームを作成」をクリックして作業スペースをスカルプトモードに移行する．Tスプラインモデリングでは画面で立体が分割されているサーフェスと呼ばれる面を増やしたり，減らしたりしながら面やエッジ，頂点を移動させることでデザインしていく．直感的にモデリングできるので，ショートカットキーなどを早いうちに身につけて思い通りの形が仕上げられるようにいろいろと試してみよう．

Tスプラインモデリングが終了したら，「フォームを終了」ボタンをクリックしてスカルプト作業スペースを出る．

## 生成したモデルの書き出し（図30）

ソリッドモード，スカルプトモードとも作成したモデルは「ブラウザ」に表示される「ボディ」から書き出したいボディ名を右クリック

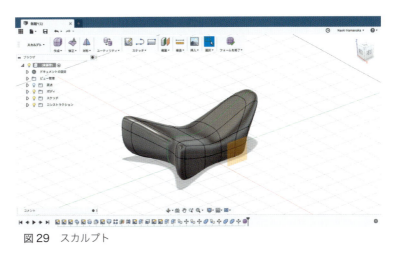

図29　スカルプト

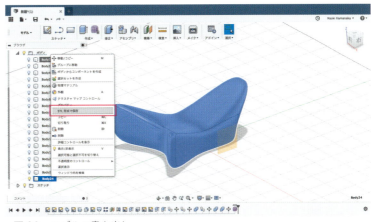

図30　モデルの書き出し

して「STL形式で保存」メニューを選択する．

プロが日常業務に使用しているモデリングツールを限られたページ数で紹介するのは限界がある．これらのモデリングツールの活用については別途，解説書のほか各地でワークショップや講習会が開催されており，筆者たちが運営するファブラボ品川や一般社団法人ICTリハビリテーション研究会が主催する講習会も定期的に開かれているので，少しでも興味を持ったらイベント情報にあたってもらいたい．

# 4 物の形を読み込む 3D スキャニング

## 3D スキャニングとは

3D スキャニングとは光学センサーを用いて立体のオブジェクトをキャプチャする技術をいう．

当事者の身体にフィットさせたいものなど，3D モデリングが難しかったり既存のものの再現性を高めたい場合に 3D スキャニングをする，という選択肢がある．

## 3D スキャンしてみよう

### スマホアプリを利用する

最も手軽に 3D スキャンできるものとしてスマートフォンアプリを推奨したい．アプリの利用自体は無料で，3D スキャンを試すだけなら費用はかからない．スキャンした 3D データをダウンロードしたい場合，データの点数あたりの価格が設定されており，ここではじめて課金される．

ここでは Qlone（図 1）というアプリの紹介にとどめるが，日々さまざまなアプリがリリースされているのでお気に入りのスキャンアプリを 1 つでも決めておくといいだろう．

### Qlone のダウンロード

Qlone は Android 版と iOS 版がリリースされている．

Android 版をインストールする場合は，Google Play で "Qlone" を検索し，「インストール」をクリックしてダウンロードする（図 2）．

iOS 版をインストールする場合は，

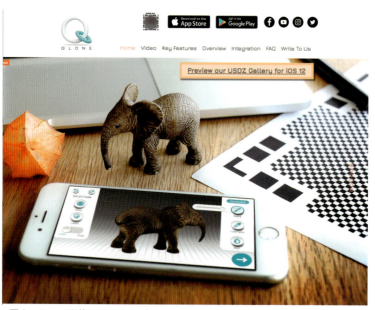

図 1　Qlone を使ってみよう（URL：https://www.qlone.pro/）

AppStoreアプリの検索メニューから"Qlone"を検索する（図3）．Qloneの紹介ページから「入手」ボタンをクリックしてダウンロードする．

---

## 3Dスキャンの準備

### マットの用意

　Qloneはアプリが提供するマット上に対象のオブジェクトを配置してスキャンする．そのため事前にマットを用意する必要がある．アプリを最初に起動する際，マットの印刷を求められる．それ以外の時にマットが必要な場合はアプリの「Get Mat」メニューから手に入れよう．ダウンロードを選ぶと端末にダウンロードされ，メールを選ぶと指定したメールアドレス宛にマットのデータが送られてくる（図4）．

　次にそのマットを任意のサイズに出力する．スキャンする対象のサイズに従ってプリントアウトのサイズを決めるといいが，高さが80mmを超えるようなオブジェクトの場合はA3サイズにプリントアウトしたほうがよい（図5）．

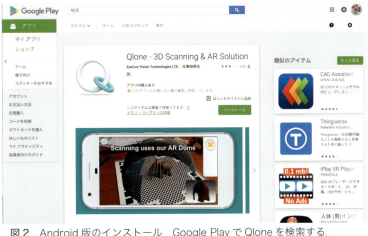

図2　Android版のインストール．Google PlayでQloneを検索する．

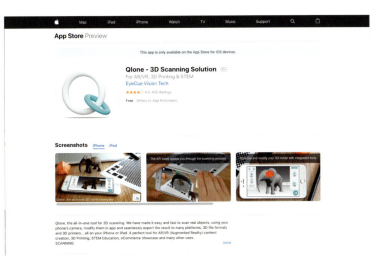

図3　iOS版のインストール

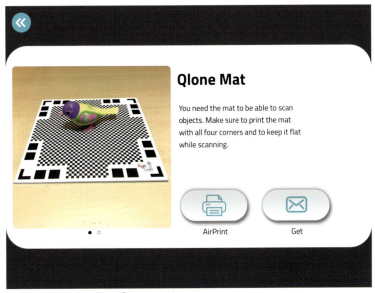

図4　Qloneマットのダウンロード

## スキャン（図6）

　マットにスキャンする対象を置いたらマットの4隅がキャプチャ画面に収まっていることを確認してアプリのスキャン開始アイコンをクリックしよう．実空間をキャプチャした画像にオーバーレイされる形で画面上に半球が表示される(**図7**)．スキャンが終わったエリアから半球の部分が透明な表示に変わっていくので，すべてのエリアが透明な表示になるまでキャプチャを続ける．そのままでは自分が360°回るしかないが，回転式のテレビ台やロクロなどを活用して対象を回転させれば作業を省力化できる．作業が完了すればオブジェクトのプレビューが表示される．

## 角度を変えての再スキャン

　プレビューで確認して問題がないようであれば，次に進む．もう少しスキャンの精度を上げたければ角度を変えての再スキャンのアイコンをクリックして再スキャンする．この作業の前に対象の配置の仕方を変更する．初回とは形状の印象が異なるような角度で配置できれば全体の精度が増すようだ．再スキャンは最初のスキャンとまったく同じ方法で行う．

## スキャンしたデータの調整

　スキャンしたデータはアプリ上で簡単な修正ができるが，表面の色の修正などにとどまるため，3Dモデリングのためにはほとんど使用することはないだろう．

## データのライブラリ管理

　スキャンしたデータはアーカイブされ，ギャラリー状に表示される(**図8**)．必要があればいつでも適したデータ形式でダウンロードできる．ここでダウンロードするごとに課金される．

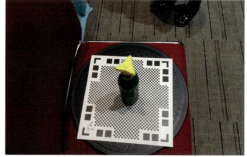

図5　Qlone マット

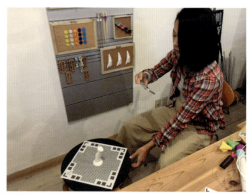

図6　スキャンの様子

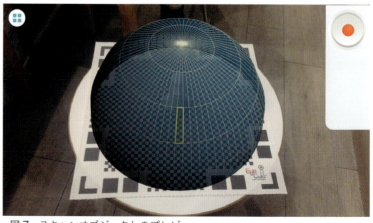

図7　スキャンオブジェクトのプレビュー

### 注意事項

Qlone では横からのアングルや凹面のスキャンに難がある．アプリのくせを把握して無理をせず効果的に役立てたい．

### 3D スキャナを利用する

次に市販のハンディスキャナを使う方法を紹介する．今回は 70,000 円ほど（消費税込，2019 年 1 月現在）で購入できる 3D SYSTEMS 社の Sense 2nd Gen（第二世代という意味）を使用した例を紹介する（**図 9**）.

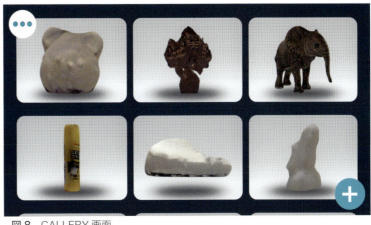

図 8　GALLERY 画面

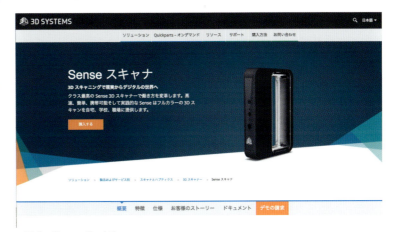

図 9　Sense 2nd Gen

3D スキャナに限らず，パソコン周辺機器はハードウェアの使用条件があることが多いので，あらかじめ確認を怠らないようにしたい．例えばこの Sense の場合は，Windows8，10 以上の OS，パソコンの CPU が Intel i5 の第 5 世代以降かつ 2GHz 以上，搭載メモリ 4GB 以上が求められる．

### アプリのダウンロード

まず，メーカーのウェブサイト（**図 10**）にアクセスしてパソコンにアプリをダウンロードする．ダウンロードしたファイルをハードディスク上に展開し，インストーラをダブルクリックする．アプリのインストール先を設定して「next」をクリックすると，必要なファイルがインストールされる．

### スキャナの登録

Sense を使用する前にハードウェアをメーカーサイトに登録する必要がある．登録が完了するとキーが発行されるので，メモしておく．キーは紛失しないように注意する．

### スキャン

アプリを立ち上げてスキャンしてみよう．スキャナを接続した状態でアプリを起動するとスキャナの登録キーの入力を促される．取得した 4 ケタのキーを入力して次に進もう．

スキャナが起動してアプリケーションの画面にキャプチャされている様子がリアルタイ

ムに表示される．

スキャナのセンサー部分を対象に向け（**図11**），キャプチャの様子を確認してから「start」ボタンをクリックする（**図12**）．あせらずにゆっくりとディスプレイの様子を確認しながらスキャナを動かしていく．スキャンがうまくいっている時とそうではない場合で画面表示が異なるので，注意深く作業を進める．動作が早すぎたりするとエラーが表示されるので，表示されている形に合うまでスキャナの位置を戻すなどして調整する．この作業は一定のスキルを要するが，逆にこの過程に慣れてしまえばほかに難しいことはない．

スキャンを終了する際には「Finish」をクリックする．

スキャンしたデータが3Dモデル化され，編集画面が立ち上がる（**図13**）．

モデルの簡単な修正はこの画面で行う．穴の空いたモデルの修復，不要なデータの削除などができるが，作業後に「Apply」をクリックしないとデータの修正内容がモデルに反映されないので注意しよう（**図14**）．

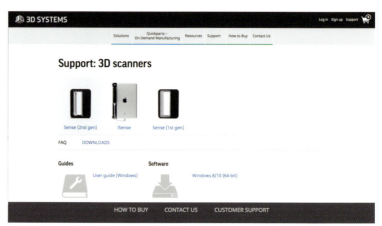

図10 アプリのダウンロード（URL：https://www.3dsystems.com/shop/support/sense2/downloads）

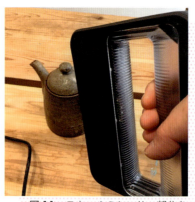

図11 スキャナのセンサー部分を対象に向ける

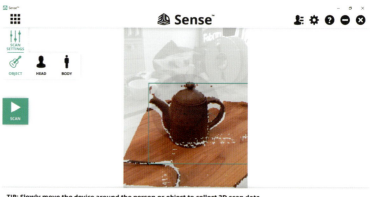

図12 ディスプレイの様子を確認しながらゆっくりスキャナを動かしてスキャンしていく

## スキャン時の照明

いずれのアプリを使う場合でも対象のマテリアルとライティングには気をつけたい．光学センサーの性格上，光を反射する質感の対象の 3D スキャンは非常に難しい．また照明も昼白色に近いフラットなものが好ましい．

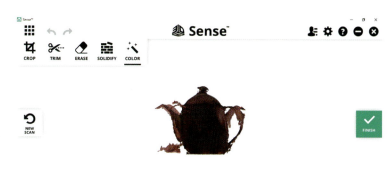

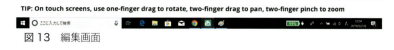
図 13　編集画面

## 取得データの調整

3D スキャンしたデータはそのまま 3D プリントできるデータとして利用できることもあるが，細かい調整が必要な場合は Blender や MeshMixer，ZBrushCore などスカルプト系の 3D モデリングアプリケーションを使用した方がよい場合もある．その場合は，下記のアプリケーションについて調べてみよう．

- Blender（https://www.blender.org/）
- Meshmixer（http://www.meshmixer.com/）
- ZBrushCore（https://pixologic.jp/zbrushcore/）

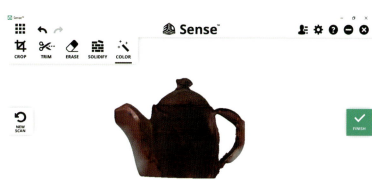

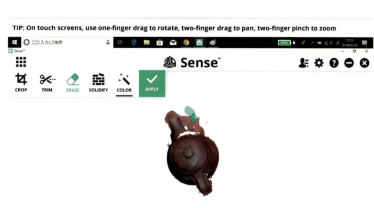
図 14　モデルの修正作業「Apply」をクリックする

# 第3章
## プリント出力の
## 設定と素材

第3章　プリント出力の設定と素材

# 1　スライサーって何？

ここではオープンソースで公開されているいくつかのスライサーの紹介と，無料で使えるスライサー「Ultimaker Cura」の使用方法を中心に，設定項目の説明をする．

## スライサーについて

　3Dプリンタを使用する時は主にSTLデータを使用する．STLデータは形状の情報のみのデータであり，3Dプリンタで出力するには「どんな素材（フィラメント）」を用いて，「どの程度の精度で」造形するのか，などを設定する必要がある．STLデータにその設定を行い，機械を動かすための命令文であるG-codeに変換してくれるのがスライサーである．スライサーはモデリングソフトと同様，パソコンで操作する．設定後は，1層ごとにフィラメントが積層されていく状況をプレビューできる機能がついているものがほとんどである．一度見てみると，スライスされた形状が積層されていくのがイメージしやすいだろう．

　3Dプリンタの種類によっては，付属のスライサーが自動で設定を行ってくれるものもある．便利だが，細かい設定が難しい場合や，ほかのスライサーが利用できない場合もあるため，事前に確認することをおすすめする．

　まずは，無料で使い勝手のよいスライサーでいろいろ試してみるとよい．とにかくやってみて，より細かい設定にチャレンジしたい時は，細かい設定が可能なスライサーや，プラグインの追加ができるものを利用してみるとよいだろう．

　3Dプリンタメーカーが提供するスライサーを使用する場合は，スライサーでSTLファイルを読み込み，造形条件や配置を決め，プリント（印刷）の指示を行う．するとパソコン内のドライバの方でスライスデータ（G-code）を作成し，3Dプリンタにプログラムが送信され，造形が開始される．プリント後は，必要に応じてサポート材の除去や研磨などの後処理や，色塗りをする．

## サポートについて

　3Dプリントの際に，サポートを付けるか付けないかの選択をスライサーで行う．1層ごとに積み上げて造形していくため，例えばピラミッドのような形状であればサポートは必要ないが，逆ピラミッドのような形状や，浮いている部分があるような形状では，サポートが必要となってくる．一般的に，45°以上の角度ではサポートをつけたほうがきれいに造形できるといわれている．出力後は一般的には除去する．シンプルなモデルであれば簡単にニッパーやピンセットで除去できる．

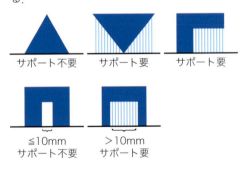

　サポートをつけて出力したモデルには，多少なりともサポート材の除去跡がついてしまうため，必要なければつけない方がきれいに

58

仕上がり，出力時間も少なくて済む．10mm程度の幅であれば，熱で溶けたフィラメントの粘性によりブリッジできることも多いため，試してみるとよい．

## スライサー紹介

### Cura（図1）

オランダの3DプリンタメーカーUltimaker社が開発するスライサーだが，他社の3Dプリンタで出力する設定もできる．

「推奨モード」を利用することで，ほとんど自動で設定することができる．細かく設定したい場合は「カスタムモード」に切り替えることで設定が可能になる．数多くのプラグインがあり，さらなる機能の追加もできる．

### Repetier-Host（図2）

無料でダウンロードできるスライサーで，スライスエンジンにはSlic3rやCuraEngineなどが利用できる．

### Simplify3D（図3）

サポートの細かい位置や形状の設定，デュアルエクストルーダ（エクストルー

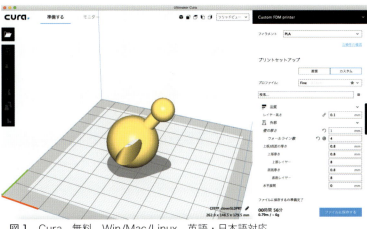

図1　Cura　無料，Win/Mac/Linux，英語・日本語対応
・英語版 URL：http://software.ultimaker.com/
・日本語版（ニッポー株式会社）URL：http://www.techno7.co.jp/nippo/3d/downlo

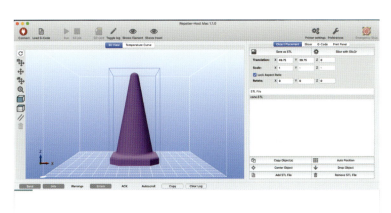

図2　Repetier-Host　無料，Win/Mac/Linux，英語・日本語対応
・URL：http://www.repetier.com/download/

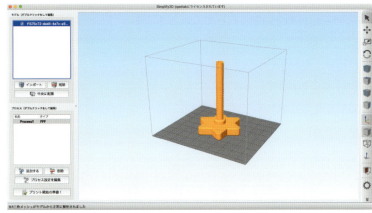

図3　Simplify3D　19,440円，1ライセンスに付きPC2台まで利用可能（2019年3月現在）Win/Mac，英語・日本語対応
・英語版 URL：https://www.simplify3d.com/software/features/
・日本語版 URL：https://dddjapan.com/products/simplify3d

ダが2つついている3Dプリンタ）の細かい動きの設定など，ほかのソフトにはない複雑で精密な設定が可能．

## 3Dプリンタメーカーのスライサー（図4, 5）

### ダヴィンチシリーズ

あらゆるメーカーが多くの多機能な3Dプリンタを開発しており，それに対応するスライサーの種類も豊富である．

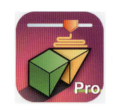

図4 XYZプリンティング（ダヴィンチ機種）
(XYZプリンティングジャパン株式会社より画像提供)

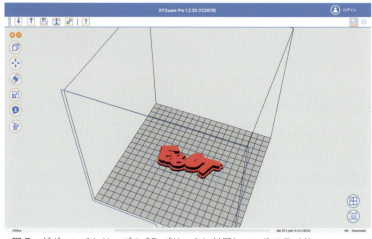

図5 ダヴィンチシリーズの3Dプリンタに付属しているスライサー

## Curaの操作方法

ここからは最初に紹介したCuraを利用してパラメータの詳細設定を確認してみよう．

スライサーではパラメータとして「速度」「温度」などの各種設定項目に数値を入力する（**図6**）．各種設定項目には，あらかじめ推奨数値が入っているが，必要に応じてその数値を手作業で変更する．

### 各種設定

ここからは球体のモデルを使用して各パラメータを説明する．

左上の「ファイルを開く」アイコンをクリックし，3Dモデリングデータファイルを開い

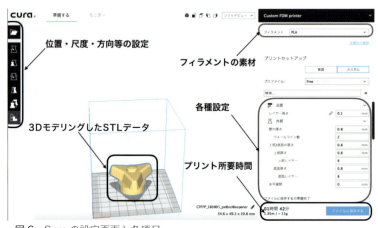

図6 Curaの設定画面と各項目

てモデルを画面上に表示する（**図7**）．

## ビルドプレート上での位置設定

「動かす」で必要に応じて出力する位置を変

更できる（**図8**）．

　モデルをインポートすると，自動的に（ヒート）ベッド（作業台）に接地した状態で中央に表示される．複数のモデルをインポートして一度に出力したい時などに，モデルそれぞれの位置を調整するために使う．

　「スケール」で尺度の変更ができる（**図9**）．

　大きなモデルを試しに小さく出力したい時や，横幅のサイズの正確さを確認するために高さだけを低く変更して出力したい時などに利用する．

　可能であればスライサーで尺度変更はせず，STLデータをあらかじめ出力したいスケールにしておくほうが，きれいに出力できることが多い．

　「回転させる」でモデルを出力する角度を変更することができる（**図10**）．

　角度を変えることで，造形時の積層方向が変化するため，モデルによっては強度が変化したり，サポートが少なくて済むように設定できる．サポートが少なくて済む設定にできれば，出力時間が短縮できる．

　「反転させる」でミラーリングできる（**図11**）．

　この機能を利用すると，左右対称なパーツ

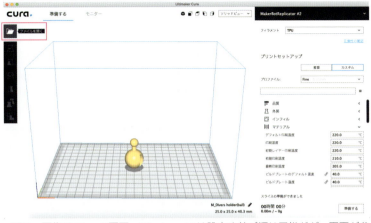

図7　画像はMacの画面．Windowsでは設定や並び順は同様だが，画面が若干異なる．

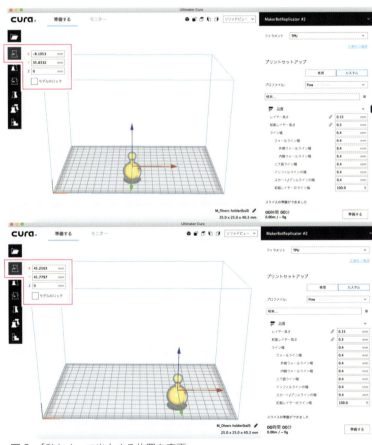

図8　「動かす」で出力する位置を変更

が必要な時に，2つモデリングする必要がない．

　続いて，出力の設定をしてみよう．

プリントセットアップでは，「推奨モード」「カスタムモード」のいずれかを選択する（**図 12**）．

推奨モードでは，「レイヤーの高さ」「インフィル」をスライダーで設定し，必要に応じて「サポートを生成します」「ビルドプレートの密着」にチェックを入れるだけで設定できる．

カスタムモードで各種詳細設定する場合は，個々のパラメータの数値を調整する．

## パラメータの詳細説明

ここからは「カスタムモード」で調整できるパラメータについてみていこう．

### レイヤー高さ（Quality）

造形を積み上げていく 1 層分の厚み間隔を「レイヤー高さ」という．レイヤー高さが小さい場合は造形物の密度が高くなり，強度は増すが出力にかかる時間が長くなる．レイヤー高さを大きくすると造形時間は短くなるが，表面が荒い仕上がりになる．

レイヤー高さはノズル径の 30 〜 40％が望ましいとされている．ノズル径は初期設定で 0.4mm のものが採用されている 3D プリンタが多い．その場合の適正なレイ

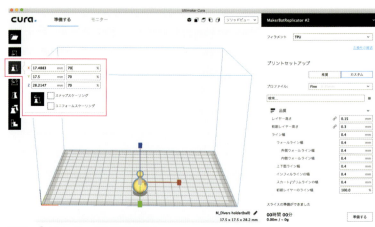

図 9 「スケール」で尺度の変更

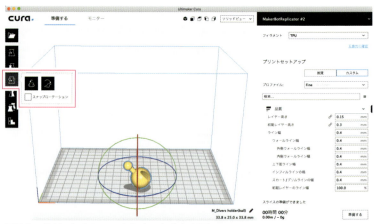

図 10 「回転させる」で出力する角度を変更

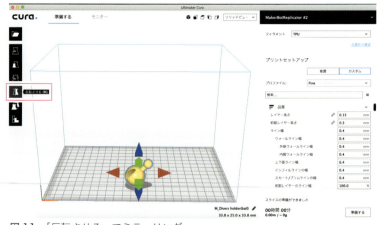

図 11 「反転させる」でミラーリング

ヤー高さは 0.15 〜 0.2mm といったところだろう．はじめはその値で出力し，仕上がり

が粗いと感じるならば0.1mmやそれ以下も試してみるのがよいだろう．レイヤー高さの値が大きくなるほど仕上がりは粗めになるが，出力時間は短縮できる（図13）．

## 外郭（Shell）

壁の厚さ，ウォールライン数，上部・底面厚さや積層の数を設定できる（図14）．厚くすれば造形物の強度は上がるが，出力に時間がかかる．

## インフィル（Infill）

造形物の強度や出力時間が選択できる．設定を調整するインフィルパターンにより強度や触感を調整できる．インフィルパターンの種類は，スライサーにより異なる．

FDM（熱溶融積層）方式の3Dプリンタで出力する造形物の内部は格子状などのいろいろなパターンで充填されている（図15）．充填率は0～100％．充填率が0％の場合，内部は空洞になる．

## マテリアル（Material）

出力温度やフロー，引き戻し有効などの設定ができる．出力温度はフィラメントにより異なるため，メーカーの推奨温度を設定する．

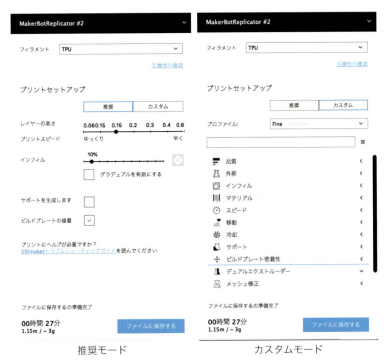

図12　出力の設定

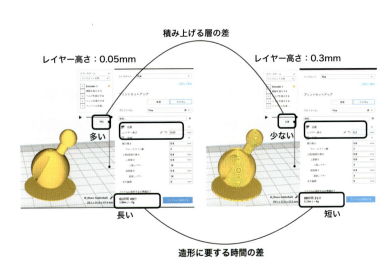

図13　レイヤー高さと出力時間

フローではノズルから1時間あたりに押し出されるフィラメントの量が設定できる．フローは100％が標準である．例えば透明なABSのフィラメントをインフィル100％に

し，磨いて透明なモデルを製作したい時などに，可能な限り積層の間に空気が入らないようにするためフローを105%程度に設定することがある．引き戻し有効では，ノズルが印刷しなくてもよい領域を移動する際にフィラメントを引き戻す距離と速さが設定できる．PETGなど，粘性が高くて糸を引きやすいフィラメントの場合は，距離を長めの6mm程度にしておくとよい．

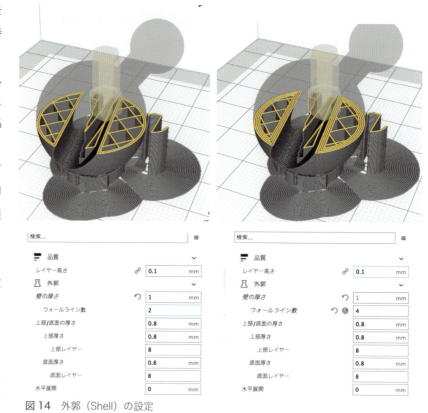

図14 外郭（Shell）の設定

## スピード（Speed）

ヘッドの移動速度で，速くすると積層面が粗く仕上がり，遅いと時間がかかる．特にPETGなどの粘性の高いフィラメントでは，初期レイヤースピードを10mm/s程度と遅めに設定すると，1層目が安定して定着する．

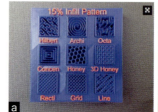 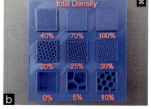

図15 インフィル
a. インフィルのパターン
b. 各充填率の変化
（Display Tray for Infill Pattern and Infill Density By Kronr：
https://www.thingiverse.com/thing:174251（2019年3月現在））

## 冷却（Cooling）

出力中の冷却ファンを有効にする．主にファンの速度を調整できるほか，フィラメントのダレ落ちを防ぎ，積層された温かい樹脂を素早く硬化させることで，きれいな仕上がりにつなげる．基本的には有効にしておくが，ABSやPETGなど，フィラメントの種類によっては冷却ファンを無効にしたほうがよいものもあるため，特に特殊なフィラメントを使用する際は確認する．一般的によく利用するPLA，TPUは冷却ファンを有効にして出力する．

## サポート（Support）

　3Dプリンタは，底面からモデルを積層し造形する．屋根や飛行機の翼のような支持がない形状では，そのまま積層することは難しいため，支えるためのサポートをつける．これが「サポート材」である．もしサポート材がない場合，せり出した部分が固化する前に落ちてしまう．一般的にサポート材は，モデル造形後に取り除く．

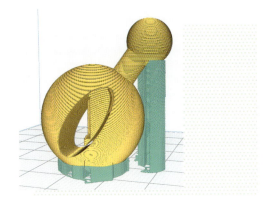

## ラフト（Raft）

　造形物と（ヒート）ベッドの間に作る土台で，一般的に出力後は除去する．

　主な目的として，ベッドとの定着性を上げ，出力途中でのはがれを防ぐ．

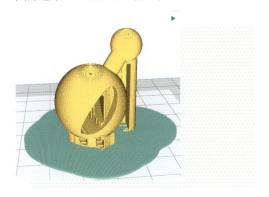

## ブリム（Brim）

　造形部の外周に沿って，床面として形成する部分．（ヒート）ベッドへの定着を安定させることが目的である．一般的に出力後は除去する．

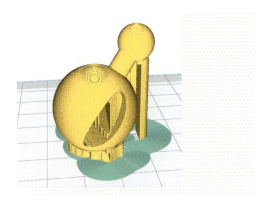

　積層の際，安定感が悪そうなモデル（底面積が小さく，縦方向に長いモデルなど）を出力する際は，ブリムあるいはラフトで安定させると失敗を防ぐことができる．ブリムやラフトを利用することで，出力の際の反りを防ぐことにもつながる．ブリムとラフトの目的はほぼ同じだが，ラフトはモデルとベッドの間すべてに土台を作るためフィラメントを多く使用する必要がある．出力時間もその分長くなるうえ，ラフト材の除去跡が気になる場合も多い．

第3章　プリント出力の設定と素材

# 2　用途に合った素材選び

3Dプリンタでものづくりをする時は，出力するものに応じて**フィラメント**（素材）を使い分ける必要がある．この項では，フィラメントの購入方法や，リハビリテーションの現場で便利に使えそうなフィラメントの種類と特徴（硬さや耐久性，後処理のしやすさなど）を紹介する．

## 購入方法

フィラメントの購入方法は，一般的にWebサイトで検索することができるため，ネット通販で購入することが多いと思われる．

例えば，XYZプリンティング社のダヴィンチシリーズは専用フィラメントしか使用できない規格になっている（2019年4月現在）など，3Dプリンタの種類により使用できるフィラメントに制限があることがあるため，確認が必要である．

## 通販サイト

「3Dプリンタ・フィラメント」もしくは「PLA・ABS」などの素材名で検索できる．
・アマゾン（https://www.amazon.co.jp）
・楽天市場（https://www.rakuten.co.jp）
・モノタロウ（https://www.monotaro.com）

## フィラメント取り扱いショップ

自社関連製品に合わせた品ぞろえや，それぞれに特徴的なコンセプトがあり，新たな着想が得られることもあるため参考にするとよい．

## 日本メーカー

### 株式会社ミジンコ　オリジナルブランド「匠」

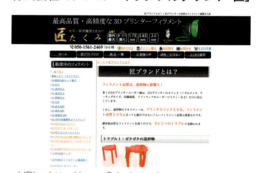

URL：http://www.3dprint-sale.com
（2019年3月閲覧，株式会社ミジンコより画像提供）

教育機関や研究機関向けに高品質なフィラメント樹脂の製造・販売をしている．リサイクル樹脂を一切使用していないため，不純物が混ざっている心配がない．

## 中国メーカー

### ポリメーカー社

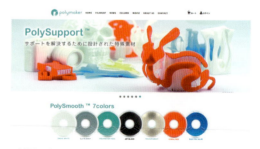

URL：https://www.poly-maker.jp/filament

積層痕（造形時に層の積み重ねでできる凹凸）を軽減するために開発された後処理用表面加工機「Polysher」や吸湿防止機能付きの

フィラメント保管ボックス「PolyBox」なども販売している．「PolySmooth」は「Polysher」専用のフィラメントで，アルコール噴霧により積層痕が溶解し滑らかになる．

## 米国メーカー

### NinjaTek

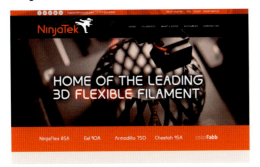

URL：https://ninjatek.com/

後述する熱可塑性エラストマー（TPE）材料から作られた「NinjaFlex」は，低粘着性でダイレクトエクストルーダ[1]でないと出力が難しいが，柔軟で耐久性に優れている．

### Proto-pasta

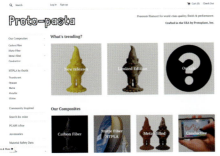

URL：https://www.proto-pasta.com/

鉄や真鍮，銅の粉末入りの素材など，さまざまな種類の特殊フィラメントの販売で有名である．メタリック系の素材も販売している．

## オランダメーカー

### ColorFabb

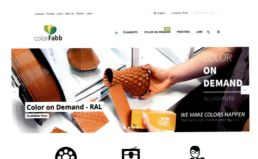

URL：http://colorfabb.com/

価格は高めだが品質が高く，カラーバリエーションが豊富で，販売用製品の最終製作用に適している．

## 3Dプリンタメーカー

3Dプリンタのメーカーからも多種多用な素材のフィラメントが販売されている．

3Dプリンタメーカーが販売しているフィラメントを使用すると，そのメーカーが推奨しているスライサーでフィラメントの種類が選択できれば，安定した設定が自動で行える．

・日本3Dプリンター株式会社（https://www.up3d.jp）
・bonsai lab（https://www.bonsailab.asia/store.php）
・MUTOH shop（http://www.cadshop610.com）

## 各フィラメントの種類と特徴

ここからはフィラメントの種類を記載する．

---

[1]：フィラメントを送り出すフィーダーとフィラメントを溶かすホットエンドが一体化しているタイプの3Dプリンタ．やわらかいフィラメントでも安定して送り出せる．

## ABS

### 特　徴

ABS（Acrylonitrile Butadiene Styrene）は粘着性と強度がある樹脂．紙やすりなどがかけやすく，樹脂用の塗料で着色できる[1]．

造形時の冷却で反りやゆがみなどが生じて変形する恐れがある．高温で溶かした ABS は冷やすと収縮する性質を持っているため，大きい造形では途中でひずみが生じやすい．

ほかの材質と比べると粘着性と柔軟性にやや優れており，強度がある．曲げや伸びにも耐性がある．PLA に比べ材質が軟らかいため，やすりがけなどの後加工が可能である．

### 推奨設定

PLA より高い温度（230℃以上）で利用する．

・ノズル温度：230℃以上
・ベッド温度：70 ～ 110℃
・冷却ファン：OFF

### 価　格

1kg あたり 2,000 ～ 8,000 円

### 自助具例

造形物を大量に作るための型など

## PLA

### 特　徴

PLA（Polylactic Acid）はトウモロコシやジャガイモなどに含まれるデンプンなどの植物由来の樹脂である[1]．

耐熱温度が低いため高温で変形するが，低い温度で融解するため，冷却時の変形が少ない．ABS に比べ材質が硬いためやすりがけなどの後加工が難しく，塗料による着色はなじみづらい．また，生分解性であり環境にやさしい．

透明度の高いフィラメントもある（蓄光 PLA など）．

### 推奨設定

比較的低い温度（200℃前後）で利用する．

・ノズル温度：200℃前後
・ベッド温度：常温～ 60℃前後
・冷却ファン：ON

### 価　格

1kg あたり 2,000 ～ 5,000 円

### 自助具例

ペットボトルオープナー，小物ケース，フックなどのちょっとした生活用具

## TRF（ユニチカ製「感温性」フィラメント）

### 特　徴

人肌やお風呂の湯温など安全な温度でソフト化でき，温めた状態で形状を自由に変更することができる素材．一度 3D プリント出力された造形物をセ氏 30℃程度に加熱することで，簡単に変形させることができる．冷やす，もしくは熱湯などで高温セットすることで硬化し，その形状を維持する．高度処理により耐熱性を付与しているため熱変形しにくくなり，造形中に軟化することがない．

3D プリンタ用「感温性」フィラメントの造形条件は一般的な PLA と同様のため，特別な性能を有する 3D プリンタでなくても簡単に造形することができる．

### 推奨設定

・ノズル温度：200 ～ 240℃
・ベッド温度：0 ～ 45℃
・冷却ファン：ON

### 価　格

未定（2019年6月現在）

### 自助具例

グリップ類や手で微調整するアイテム

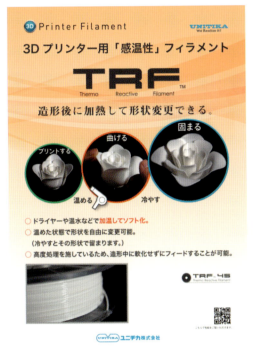

ユニチカHP（https://www.unitika.co.jp/news/fiber/post_42.html）
（ユニチカ株式会社より　画像提供）

## TPU

### 特　徴

TPU（Thermoplastic Polyurethane：熱可塑性ポリウレタン）はゴムのような柔軟性があり，耐久性も優れているフレキシブル素材である．比較的安価に購入できる．

### 推奨設定

・ノズル温度：190～250℃
・ベッド温度：40～60℃程度
・冷却ファン：ON

### 価　格

1kgあたり3,000～20,000円

吸湿性が高く湿気に注意する必要がある．吸湿したまま造形に使うとノズルのつまりなどの原因となる．また，熱や薬品（ケトン・アセトンなど）に弱い．

弾性樹脂のため，ダイレクトエクストルーダの3Dプリントで出力できる．ボーデンエクストルーダ[2]の3Dプリンタでは出力できない場合がある．

### 自助具例

カッティングボードやパソコンのキーガードなどの把持や操作をしやすくするためのカバーやホルダー

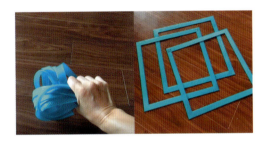

## TPE

### 特　徴

TPE（Thermoplastic Elastomer：サーモプラスチックエラストマー）はTPUをベースにした柔軟性のあるフィラメント（熱可塑性エラストマー）である．エラストマーとはゴムのような弾力がある素材の総称である．

柔軟性があり手で押しつぶすことができるが，形状記憶ですぐに元の形状に戻るため，曲げて使用する造形物が印刷できる．グリップなどの持ち手や肌に触れる部分で活用できると皮膚トラブルは少なくなると思われる．

2：フィラメントを送り出すフィーダーとフィラメントを溶かすホットエンドが一体化していないタイプの3Dプリンタ．やわらかいフィラメントが詰まりやすい．

PLAなどとは異なり劣化しにくく，軽量で着色が容易である．ただし，熱によって変形しやすい．

3Dプリンタの機種によっては，やわらかい素材の出力が難しいことがあるため注意が必要．

### 推奨設定

・ノズル温度：220 〜 240℃
・ベッド温度：80 〜 110℃程度
・冷却ファン：ON

### 価　格

1kgあたり 7,000 〜 32,000 円

### 自助具例

インソールやグリップ類などの直接肌に触れる機会があり，柔軟性がある物

## PA

### 特　徴

PA（Polyamide）は一般的にポリアミド系の樹脂の総称として，米国のDuPont社が開発した製品名である「ナイロン（Nylon）」と呼ばれている．一般的なプラスチック素材の中でも非常になじみの深い素材だが，成形・造形時の温度コントロールに精密な技術を要する．造形時間が早いだけでなく，強度が高く，熱に強い（耐熱温度は約100℃）．試作品モデルや最終製品としても，よくナイロン樹脂が使われている．サポート材が要らず，複数パーツの形状でも一体型で出力できる．

ガラス，アルミテーブルに固着しにくいので，マスキングテープやのりを（ヒート）ベッドに塗ってプリントする．

ギアなどの部品を作成した場合，PLAやABSでは欠けたり耐久性に問題が起こるが，ナイロンは欠けや，引っ張りに驚異的な耐久

性を示す．その代わり吸湿性や熱収縮率も高く，反りやすい．反りを抑えるためにはヒートベッドが必要である[1]．

### 推奨設定

・ノズル温度：230 〜 260℃
・ベッド温度：100 〜 110℃
・冷却ファン：OFF

### 価　格

1kgあたり 2,950 〜 9,200 円

### 自助具例

フックやボルト類など高い強度が要求される物

## PET/PETG

### 特　徴

PET（Polyethylene Terephthalate: ポリエチレン・テレフタレート）は飲料用の容器として普及しているペットボトルの素材として使われている．PETの特性でもある強度，耐久性，耐熱性を活かしてボトルや食器類の製作が試みられている．PETGはPETの強化版（Polyethylene Terephthalate Glycol-modified）である[1]．また，PLAより耐熱性が高い．硬すぎるというほどではないが，弾力があり割れにくい．また，（ヒート）ベッドへの接着性が高く造形中にはがれて失敗することが少ない．

ABSのような反りがない分，寸法安定性が良い．また，強度・耐久性・耐熱性に優れているが，耐酸性が低い．温度設定の範囲が狭く，粘着性や糸引に影響する．そのためノズル付近にゴミが溜まりやすく，造形物への干渉があるので注意が必要である．

### 推奨設定

・ノズル温度：210 ～ 230℃
・ベッド温度：60 ～ 80℃程度
・冷却ファン：OFF

### 価　格

1kg あたり 3,000 ～ 6,500 円

### 自助具例

ブレーキスティックなどの軽くて強度がある物

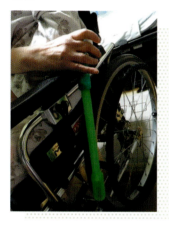

## PC

### 特　徴

PC（Polycarbonate：ポリカーボネート）は耐衝撃性，じん性，耐薬品性を兼ね備えており自動車から日常生活家電と幅広く使用されている．

耐熱性が高く 110℃以上に耐え，強度も ABS や PLA に比べてはるかに改善された機械的強度を持つ．

高温で出力しなければならないため，低価格帯の 3D プリンタでは使用困難であり，確認が必要である．

### 推奨設定

・ノズル温度：250 ～ 270℃
・ベッド温度：80 ～ 110℃
・冷却ファン：OFF

### 価　格

1kg あたり 6,000 ～ 25,000 円

### 自助具例

器具の固定具や治具

## 水溶性フィラメント PVA

### 特　徴

PVA（Polyvinyl Alcohol：ポリビニルアルコール）は主にサポート材として使用する．複雑な形状で支持基底面がない造形物や自重を支えられないような造形物を出力する場合，造形物を支えるサポート材が必要となる．通常は完成後にサポート材を除去する作業を要するが，時間と慎重な作業が必要となる．PVA は親水性の高い素材のため，完成後に水

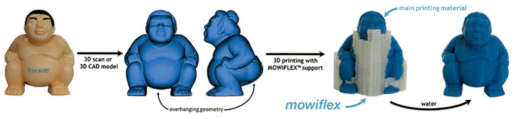

水溶性フィラメント PVA
URL：https://www.kuraray.co.jp/news/2019/190124（2019 年 4 月閲覧）
（(株)クラレニュースリリースより画像提供）

やお湯に漬けておけば PVA だけが溶解し，手間なく簡単に剥離でき，最終的にはサポート以外のモデルのみが残る．

デュアルヘッド仕様の 3D プリンタで ABS のサポート材として使用すれば，今まではサポート材を取ることが難しかった内部空間のある造形物や，通常のサポート材では除去する際に破損してしまうほどの細かな形を製作することが容易になる．

湿気を吸いやすいため，使用後は除湿剤を入れた袋で保管する必要がある．

## 推奨設定

・ノズル温度：190 〜 220℃
・ベッド温度：0 〜 80℃
・冷却ファン：ON

## 価 格

1kg あたり 8,000 〜 15,000 円

## 自助具例

手指などの器官のモデリング，鎖状の装飾など

## 参考文献

1) 一般社団法人コンピュータ教育振興協会：3D プリンター活用技術検定　公式ガイドブック．日経ものづくり（編集），日経 BP 社．pp.69-71

# 第4章

## 3D プリンタで出力しよう

# 1 3Dプリンタの種類

### 熱溶融積層（FDM/FFM/PJP/MEM/FFF）方式

　樹脂素材を加熱したノズルから吐出し，一筆書きの要領で積層する造形方法．機器が小型にまとめられるため，安価ながら近年造形精度が飛躍的に高まっており，一般への普及に向けて大きな牽引力が期待されている．本書ではこのタイプの3Dプリンタを活用したものづくりについて取り上げている．

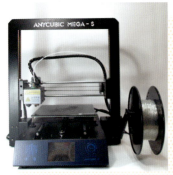

MEGA-S（ANYCUBIC）

### 光造形（SLA）方式

　プロダクトデザインの世界で広く普及しており造形精度が非常によい．レジンなど液体の素材に紫外線を照射することで硬化を促す．前述したFDM方式とは逆の方向に積層されるので，造形物がテーブルにぶら下がるように仕上がってくる．特許の期限切れに伴い，近年低価格化が進むが，廃液処理の難しさなどで一般家庭や小規模な事業所で導入するにはまだ困難が伴う．

### 粉末焼結積層造形（SLS）方式

　粉末状の材料をレーザーで焼き固めるプロセスを繰り返す造形方式．材料にはナイロンなど樹脂のほかに金属も活用されており，金型を起こすにはコストが見合わない部品などに広く活用されている．機器のコストが非常に高く，産業用途に限られる．

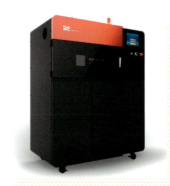

MfgPro230 xS（XYZプリンティング社）

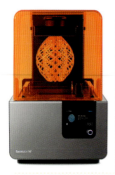

Form2（Formlabs社，画像提供：BRULE, Inc.）

## 粉末固着方式

　層を成す粉末と接着剤を交互に吹き付けて積層する方式．造形スピードがはやく，フルカラーのモデリングができる．材料には石膏粉末が利用されるが，ランニングコストが安いのが魅力．硬化剤による仕上げにより，強度を補完することができる．

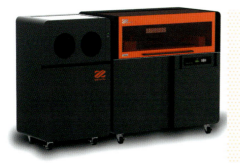

PartPro350 xBC（XYZ プリンティング社）

# 第4章 3Dプリンタで出力しよう

## 2 FDMプリンタでの出力

FDM/FFM（熱溶融積層）方式の3Dプリンタで実際に出力するプロセスをみていこう．

この方式の3Dプリンタは多種多様な製品がリリースされているので，すべてのメーカーの方式を網羅することは困難を極める．ここではオープンソースの3Dプリンタ開発プロジェクト「RepRap」で最大のヒットとなった，チェコのJosef Prusaが開発したPrusa i3の派生モデル「Anycubic i3 MEGA-S」を例に実際の出力手順をおっていく．別の機種をお持ちの方々はマニュアルやメーカー公式サイトの情報を参考に適宜自身がお持ちの3Dプリンタに適した方法に読み替えていただきたい．

### 準備するもの

・3Dプリンタ
・フィラメント（出力用の樹脂素材，はじめて取り組むならPLAがよい）
・出力データ（スライサーでG-codeに変換済みのもの）

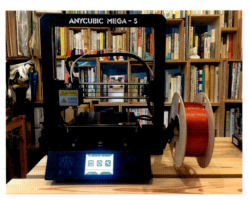

### ベッドの準備

FDM/FFM方式の3Dプリンタは（ヒート）ベッド（台）にノズル（樹脂を溶かす「ヘッド」に空いた穴）から吐出される樹脂を定着させる作業の繰り返しで造形する工作機械である．層を重ねるように造形するため，定着が悪いとプリントの途中で造形物が（ヒート）ベッドからはがれてしまい，造形がずれてしまう．そのため，第1層目をベッドに定着させることは最も重要な要件の1つである．PLAを使う限りにおいては特に定着のための準備をしなくてもできることも多いが，通常は何らかの方法で定着の助けになる準備をする．ほかの方法については次項で紹介するが，ここではスティックのりを用いる方法で進めよう．といってもベッド上に薄く均一にスティックのりを塗布するだけ．これにより樹脂の定着を高め，ベッドからの剥離を予防する．あまり定着強度の強いものを使うと逆にはがすことが難しくなるので，出力した後のこともよく考えよう．この準備が済んだら次は3Dプリンタに素材となるフィラメントをセットする．

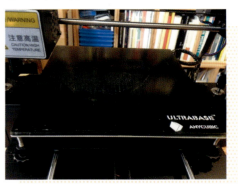

### フィラメントの準備

3Dプリンタの電源を入れてフィラメントをセットする．フィラメントのセット，交換の際はまずノズルを加熱する必要がある．ど

76

の機種もフィラメント交換のメニューを選択するとまずノズルの温度をフィラメント交換時の初期設定値に変更するため，特に意識しなくともノズルの温度が交換に適した温度に上昇する．

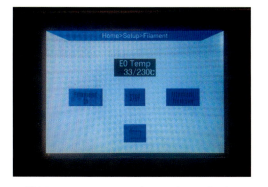

　機種によって異なるが，ノズル温度がフィラメント交換に適した温度に上昇したらエクストルーダと呼ばれるフィラメントの押出し機にフィラメントを装填する．正常に装填されればエクストルーダがフィラメントをホットエンド[1]に押し込んで行く．

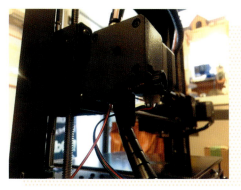

　ノズルに詰まりがなく十分に押し込まれれば，ノズルからフィラメントが出てくる．機種によってはこの時点でSTOPボタンをクリックしないと際限なくフィラメントが押し出されることになるので，フィラメントの交換時は3Dプリンタの前を離れずに作業する．ノズルについた余分なフィラメントはピンセットなどを用いて丁寧に取り除いておこ

[1]：フィラメントに熱を加える部品

う．ただし，フィラメント装填時はしばらくノズルから惰性でフィラメントが押し出されてくるので，吐出がひと段落するまで待った方が手間が少なくすむ．

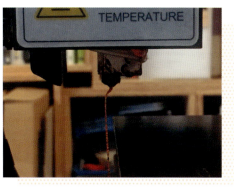

### ベッドのレベル合わせ

　フィラメントがセットされ，ノズルの温度が高い状態で（ヒート）ベッドのレベリングを行う．オートレベリングの機能が搭載された機種では機械任せで済ませられる．それ以外の機種については大抵ベッドについているレベリング用のネジを回しながら調整することになる．ホットエンドを移動させるステッピングモーターとの連携をオフにし，手動でホットエンドを動かせるようにする．その後，ホットエンドを動かしながらベッド上の主要な点（4隅と中心の5か所程度）についてレベルを調整する．その際，ホットエンドとベッドの間にコピー用紙1枚程度の隙間を設ける．密着させるわけではないのでこの点に注意が必要である．これは第1層目の出力がこの隙間に行われることを意味している．ノズルが（ヒート）ベッドに密着していると押し出されようとするフィラメントの行き場がなく，ノズル内に滞留し詰まりの原因となる場合もある．個々のフィラメントの性質も異なるので最適なレベルに合わせるにはそれなりの試行を要する．

## ファイルの選択―プリント

（ヒート）ベッドのレベリングが済んだらいよいよ3Dプリントに入ろう．プリンタの操作画面から3Dプリントを選び，出力用に保存したG-codeを選択し，PRINTボタンを押す．

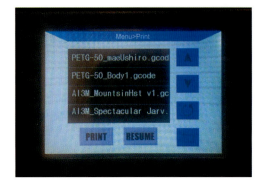

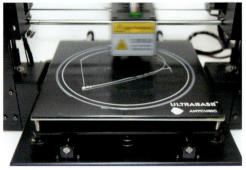

失敗例

スライサーで設定した値に基づいて3Dプリンタが出力準備に入り，準備が終われば実際の出力がはじまる．

3Dプリンタは通常まず（ヒート）ベッドの加熱からするように設定されているので最初に（ヒート）ベッドの加熱がはじまる．目標温度にもよるが，高い温度に設定すると加熱に5分ほど要することもある．（ヒート）ベッドの加熱が終われば，引き続きノズルの加熱がはじまる．ノズルの目標温度は190〜240℃ほどかと思われるが，おおよそ2分ほどで加熱が終わる．

（ヒート）ベッドとノズルの加熱が終わればいよいよ出力がはじまる．注目の一瞬を見逃さないようにしよう．というのも今までも何度か触れている通り，この方式の3Dプリンタにとって第1層目の出力が最も大事になるからだ．

もし，1〜3層目くらいまででうまく（ヒート）ベッドに定着しないようならすぐに出力を停止してベッドのレベリングを改めて行ったほうがよい．問題ないようならそのまま出力を進めよう．

## プリント中の監視

プリント中もできれば折を見て出力の様子を確認するのが望ましい．思わぬ樹脂の塊がノズルや出力中のオブジェクトに付いたりすることがある．その場合はピンセットやニッパを使用して除去できそうなものについては除去する．ただし，機械が稼働中でノズルは200℃を超える温度に加熱されているので，無理をしない．

## プリント後にベッドからオブジェクトを取り外す

順調に出力が終われば（ヒート）ベッドからオブジェクトを取り外すことになる．はじめて3Dプリントをする際に戸惑うことの1つがこのはがしづらさかもしれない．

オブジェクトの取り外しにはスクレイパーの類を使用する．なるべく薄く強度の高い道具（テープはがしをおすすめしている）を使用して注意深く（ヒート）ベッドとオブジェクトの間を探って刃を滑り込ませる．はじめは少し力が必要だが，いったん1か所がはがれるとあとは一気にはがれる．その際あまり力を入れているとオブジェクトが（ヒート）ベッド外に飛んで行ってしまうので，十分注意しよう．

第4章　3Dプリンタで出力しよう

# 3 出力 Tips

## （ヒート）ベッドの準備

　FDM/FFM方式の3Dプリンタで最も重要なのは第1層の確実な定着であることはことあるごとに述べている通りだが，それを促すために一般的に下記の各方法が取られている．

　（ヒート）ベッドの素材との相性もあるのでどの機種でも通用する決め手となる方法があるわけではない．自分が使う3Dプリンタに応じて適した方法を見出していくことが求められる．

　また，各種シートやテープを貼る場合は（ヒート）ベッドのレベリングに注意を要する．

### ヘアスプレーを用いる

　（ヒート）ベッドに定着させるために使用するのりとしてヘアスプレーを使用することもある．均一な定着面を作りやすいので，好んで使うユーザーも多い．ただし，可燃性のガスが使用されているので3Dプリンタのホットエンドが加熱されている状態で使うことは避けたほうがよい．

### スティックのりを用いる

　最も気軽に使えるものの1つとしてスティックのりが使われている．薄く均一に塗ることがポイントで，のりの塊をそのままにしてプリントすると当然のことながらその形状をなぞって造形してしまうので注意を要する．

### 専用のシートを貼る

　数社から3Dプリンタの（ヒート）ベッド用定着シートが販売されている．樹脂の定着については良好な結果を得られるが，その分出力したものを取り外す際に苦労することが多いので注意を要する．

### マスキングテープを用いる

　さまざまな樹脂の定着に安定した信頼を得ているのがマスキングテープを用いる方法である．ベッドに隙間なく，かつ気泡が入らないようにテープを貼る必要があり，準備に手間がかかる．なるべく幅が広いものを手に入れて省力化を図ったほうがよい．出力したものをはがすたびにテープの表面が一緒に薄くはがれることもあり，毎度とは言わないもののテープの張り替えの頻度はそれなりに必要となる．

### 特に何もしない

　PLAについては特に何もしなくても出力時は定着できることも多いが，定着しないリスクを考えると上記いずれかの方法をとったほうがよいだろう．

## インサート

　出力途中のモデルにナットやマグネットなどを埋め込む手法をインサートという．埋め込みたいもののボリュームを想定して空洞にしたモデルを作成し，出力する．出力時は頃合いを見計らって3Dプリンタを一時停止し

てナットやマグネットを埋め込むほか，レイ
ヤー高さ別にあらかじめ複数にモデルを分け
ておき，後述するZ軸オフセットを活用して
一体のものとして造形する方法もある．

## 圧　入

　インサートに準じる方法だが，モデルどう
しの組み合わせやインサートにも用いるナッ
トやマグネットなどを出力後に圧入する方法
もある．それぞれの素材ごとに知られている
軟化温度の情報をもとに出力した造形物を加

熱し，柔らかくなったところで圧入する．

## Z軸オフセット

　3Dモデルを出力するためにスライサーで
書き出す際，はじめの「レイヤーの高さ」を
任意の高さに指定するプラグインがリリース
されている．このプラグインを使えば複数の
素材やモデルを組み合わせて出力することが
できる．素材ごとのレイヤー間の定着につい
ては各自テストのうえ，活用されたい．

第 4 章　3D プリンタで出力しよう

# 4　3D プリンタのメンテナンス

　ここでは本書で扱っている FDM/FFM（熱溶融積層）方式の 3D プリンタの一般的なメンテナンスの概要を記載する．
　実際のメンテナンスについては使用している 3D プリンタに付属しているマニュアルやメーカー公式 Web サイトの情報を参照されたい．

## ノズル先端のクリーニング

**準備するもの：**ピンセットなど

　フィラメントを交換せず通常使用しているだけではノズル（樹脂が溶かされて出てくる先端部のパーツ）が急に詰まるようなことはまず起きないが，使用時は頻繁にノズル周辺にフィラメントが付着することがあるので，ノズル外周のクリーニングはまめに行いたい．

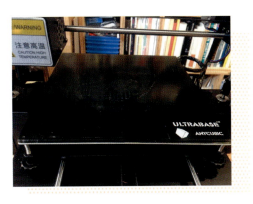

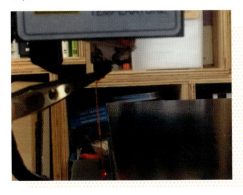

## ベッドのクリーニング

**準備するもの：**スクレイパー，ぬれ布巾，換えの定着シート，のり類

　オブジェクトの定着のために（ヒート）ベッド（台）にどのような加工を施しているかによるが，定着シートなら状況に応じての貼り直し，のりの類なら適宜クリーニングしたうえでの塗り直しが必要になる．

## ベッドのレベリング

　出力の際，1 層目の定着が最も重要なのは本書で何度も触れている通りだが，そのための設定として最も重要なのが（ヒート）ベッドのレベリングだ．（ヒート）ベッドはノズルの移動に対して常に相対的に水平を維持する必要がある（地面や床に対しての水平ではないことに注意）．機種によってレベリングの方法はさまざまだが，手動で調整するものの場合はベッド自身にレベリング用のネジがついていることが多い．ネジを回しながらベッド上のいずれの位置でもノズルと（ヒート）ベッドの間にコピー用紙が 1 枚はさまる程度の隙間ができるように調整する．次項で触れるノズルを交換した際にも，（ヒート）ベッドとノズルの位置を調整する必要があるので，忘れずにベッドのレベリングをしておこう．

81

## ノズルの交換

　FDM/FFM方式の3Dプリンタのホットエンドのノズルは通常単独で交換できるようになっている．ノズルが詰まったと思われる場合や日常メンテナンスの一環として交換する場合，ノズル径を変更したい場合はヒートブロックからノズルを取り外して交換する必要に迫られる．一度経験すれば難しい作業ではないので，必要な工具を用意して無理のない環境で取り組んでみよう．

**準備するもの：**モンキーレンチなどヒートブロックを掴めるもの，ソケットレンチ（3Dプリンタ購入時に付属してくる場合もある)，スパナなど

　ノズル交換の作業を行う際はまず，ホットエンドを加熱し，通常の出力時の温度に達したらモンキーレンチなどヒートブロックを掴めるものでしっかり固定してノズルにソケットレンチをはめ，反時計回りに回してノズルを取り外す．交換したノズルの取り付け時は上記の逆の手順となるが，ソケットレンチでの取り付けが難しい場合はやけどに注意しつつ，手でノズルを時計回りに3周程度はめ込むとよい．ヒートブロックからの熱がノズルに達する前にソケットでの締め付けに移る．締め付けすぎないように注意しよう．前項でも触れたが，ノズルの交換後はベッドのレベリング調整を忘れずに行う．

## ノズルのフィラメント詰まりの解消

**準備するもの：**ノズルクリーニング専用工具，大型のゼムクリップ，スパナ，ヒートガン（ドライヤー）など

　出力温度が高いフィラメントを使用した後に出力温度が低いものに交換したりした場合にノズルにフィラメントが詰まることがある．基本的な対処法としてはホットエンドを高めの温度に設定し，樹脂が溶けている前提で押し出すことを試みる．押し出しの方法としてはホットエンドに取り付けられているPTFEチューブ（フィラメントが送り込まれてくるガイド）を取り外して大型のゼムクリップで強く押す方法がある．簡単にチューブを取り外すことのできない構造の場合は，ノズルを取り外したうえで，ヒートガンで加熱しながら押し出す．それが難しいようならノズルクリーニング専用工具で吐出側から改めて穴を探って行く．ノズル詰まりの原因の1つとして，ノズル周りのフィラメントのクリーニングを怠った場合に固着したものが炭化して固まることもある．ノズル周りのクリーニングはまめに行いたい．

## フィラメントの保管について

　フィラメントは真空パックを開封した時から吸湿をはじめる．厳密な管理を要するものは使用が終わるたびに3Dプリンタ本体から取り外し，専用の容器などを用意して湿気から遠ざけることが必須だが，通常のPLAなどであれば，それほど神経質になる必要もない．しかし，少なくともフィラメントが送られてきた際の袋に乾燥剤と一緒に封入するなどし，外気の影響から遠ざけることが求められる．

## その他機種別のメンテナンス

　タイミングベルトなど，そのほかにも使用している3Dプリンタに応じて機種別に必要なメンテナンスがある．機種に付属のマニュアルやメーカー公式ウェブサイトを参考に必要なメンテナンスを行おう．

# 5 3Dプリンタのトラブルシューティング

## ノズルの詰まり

ノズル（ヘッドに空いた穴）の詰まりはさまざまな要因で起こるが，最も多いのは溶融温度が高いフィラメントから低いフィラメントへ交換した際，ノズルの温度が低すぎて交換前のフィラメントが溶け出さず，詰まってしまうケースだろう．ほかにはヘッドのクーリングファンが OFF になっている場合にヘッド内にフィラメントが滞留してしまい，うまく押し出されないケースもある．メーカーが推奨するフィラメントの材質とヘッド（樹脂を溶かす部分）のクーリングファンの設定を再確認し，スライサーでの加工データ書き出しに注意したい．なお，フィラメントの種類ごとの適正な設定については第 3 章 2 を参照されたい．

材料とファンのオン／オフの一覧表（参考）

| 材料 | ファン | 材料 | ファン |
|---|---|---|---|
| ABS | OFF | TPU/TPE | ON |
| PLA | ON | PETG | OFF / ON |
| PA | OFF | | |

ノズルの詰まりを解消するためには各メーカーが推奨する方法に準じるべきだが，一般的な方法としてはノズルを十分に加熱した状態（230℃ほど）でノズルにフィラメントを供給している PTFE チューブ（フィラメントが送り込まれてくるガイド）を取り外し，大型のゼムクリップを伸ばしたもので押し出す，といった方法がある．詰まりが解消されない場合はノズルを交換した方がよい．

## 積層の不具合

3D プリントされたオブジェクトのレイヤー間が剝離しやすい場合はノズルの温度が低いケースが大半だ．5℃ 程度ずつ温度を変えて最も出力状況のよいセッティングを探ろう．

## 1 層目定着の不具合（図 1 ～ 4）

本書で扱っている FDM/FFM（熱溶融積層）方式の 3D プリンタは 1 層目の定着が最も重要である．定着の不具合については（ヒート）ベッド（台）のレベリングによるところが大きい．ヘッドに近すぎても，遠すぎても

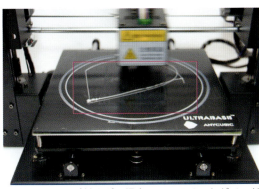

図 1　ベッドが低すぎる場合：フィラメントがベッドにうまく定着していない．

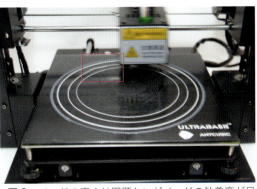

図 2　ベッドの高さは問題ないがベッドの粘着度が足りない場合：内側から 2 番目のサークルの一部が浮いているが，これはベッドの粘着力不足によるもの．ヘアスプレーやスティックのりなど粘着度を高めるための対策が必要になる．

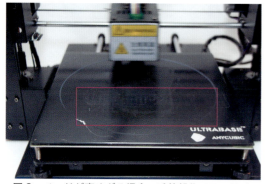 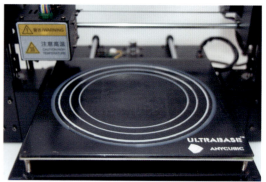

図3 ベッドが高すぎる場合：手前部分でフィラメントが吐出できず，ひどい場合はノズルがベッドを削りかねない状況．ノズルがベッドを削るカスによってノズルが詰まることもあるので，状況に気が付いたらすぐに出力を停止してベッドの高さを調整した方がよい．

図4 ベッドのレベリングに問題がない場合：特に問題なくベッドに定着している．

不具合が生じやすく，おおむねコピー用紙1枚程度の隙間が必要になる．これ以上近い場合はフィラメントが吐出されないことによる不具合，これより遠い場合はベッドに十分定着しない不具合が生じることが多くなる．

### サポートの不足

（ヒート）ベッドとの角度が，ある角度（素材によって異なるので試行錯誤のなかで値を得ることが重要だが，おおむね45〜60°とされる）を下回ると重力により形状を保持することが困難となり，下方に垂れることになる．このため積層時に不具合が生じることがあるが，これを解消するためにはスライサーでサポートを付与する設定に変更する必要がある．

### フィラメントの絡まり

出力中にフィラメントがスプール[1]で絡まることがある．絡みがないことを売りにしているスプールも存在するが，取り替え時の作業が原因で絡まることもある．フィラメントの絡まりが原因でフィラメントが切れてしまうこともあるので，出力時はまめにチェックして確認するほかない．

### フィラメントの焦げ

出力中，部分的にフィラメントが焦げることがあるが，ホットエンドの温度設定が高すぎることが原因であることが多い．

### ヘッドから水蒸気が出る

出力中にヘッドからフィラメントの吐出にあわせて水蒸気が出る場合はフィラメントが湿っている可能性が高い．専用のフィラメント乾燥機などで湿気を飛ばす必要があるほか，フィラメントの保管方法を再検討し，保管時に極力湿気を含まない工夫が必要となる．

### フィラメントが折れやすい

湿気を含んだフィラメントは非常に折れやすくなるので，保管に気をつける必要がある．一度3Dプリンタにセットしたフィラメントはそのままにしてしまうことが多いが，長い間出力する予定がない場合はいったん取り外して乾燥剤と密閉容器に保管することが好ましい．

---

1：3Dプリントの素材「フィラメント」が巻きつけられている樹脂やダンボール製のボビンのこと．

# 第5章

## 自助具を作ってみよう
## モデリングの具体例

第5章　自助具を作ってみよう　モデリングの具体例

# 1 ストローホルダーを作ってみよう

3Dモデリングソフトを利用したはじめての自助具作成として，ストローをコップに固定するための自助具「ストローホルダー」をTinkercadで作成する方法を解説する．

TinkercadはWeb上で動作する3Dモデリングアプリケーションである．基本操作についてはp.39で解説しているので参考にしてほしい．今回は，より簡単に，より早く作成することを目的にTinkercad内にあらかじめ用意されているシェイプ素材「数字の9」を加工する．

作成する際にはコップの形状や縁の厚みを考慮して，ストローホルダーのデザインをしていく必要があることに配慮する．

今回は，病院や施設で一般的に利用されているメラミン樹脂製のコップ（縁の厚みが3mm）にストローホルダーを固定することを想定した．ちなみにフィラメントはPLAを使用することを想定している．

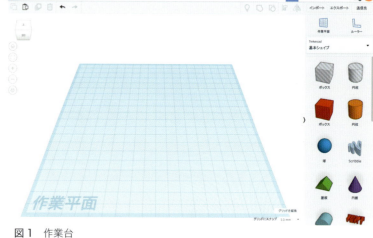

図1　作業台

ストローホルダーで使用する素材（シェイプ）と各パラメータの設定

| シェイプ名 | 数字「9」または「6」 | 円柱 | ボックス（穴） |
|---|---|---|---|
| サイズ (mm) | 縦20 横13 高さ10 | 縦7 横7 高さ30 | 縦8 横3 高さ30 |
| パラメータ | なし | なし | グリッドにスナップ 1mm → 0.25mm |

## ① Tinkercadを利用できる状態にする

インターネットに接続し，Tinkercadのウェブサイト（https://www.tinkercad.com/）を開く．トップページの右上に表示されている「サインアップ」からTinkercadのアカウントを作成する．アカウントが完成したら，Tinkercadに「サインイン」して「最近使用したデザイン」を表示する．「新規デザインを作成」を選択し，作業平面を表示させる（図1）．

## ②素材（シェイプ）を作業台の上に乗せる

右側コンソールの上部にあるプルダウンメニュー「基本シェイプ」をクリックし，上から2番目にある「文字と数字」を選択する（図2）．「文字と数字」の1ページ目にはア

ルファベット，2ページ目には数字の素材がある．2ページ目から数字の9を選択．9をドラッグ＆ドロップして作業平面の上に乗せる．

### ③シェイプの大きさを変更する

作業平面に置かれたシェイプ「9」の上でマウスを一度クリックし，選択した状態にする．すると「9」の周りが線で囲まれる（**図3**）．線の角にある白い四角（□）をクリックすると，オブジェクトの横サイズと縦サイズを数値的に変更することができる．

シェイプの高さを変更するには，シェイプを選択した状態でシェイプの中央に出現する□をクリックすることで数値的に変更することができる（**図4**）．また，□をドラッグすることで直感的にサイズ変更することもできる．

9のサイズは，縦20mm，横13mm，高さ10mmにする．

### ④シェイプを移動・回転させる

③の要領で「基本シェイプ」から「円柱」を見つけて，作業平面の上に乗せる

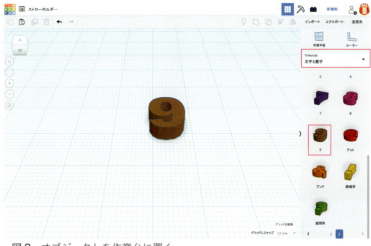
図2　オブジェクトを作業台に置く

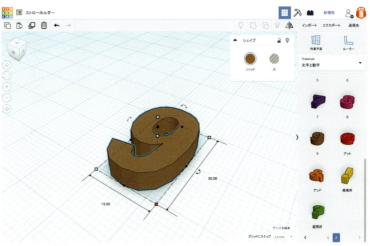
図3　サイズ変更①

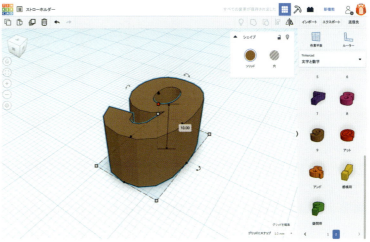
図4　サイズ変更②

（**図5**）．円柱は後ほどストローが通過しストローを支える穴に変換する．同じく③と同じ方法で円柱のサイズを変更する．今回はストローの直径を6mmと想定し，余裕をもたせて縦7mm，横7mm，高さ30mmに設定した．

円柱を「9」に貫通させるために移動する．シェイプの位置を縦横方向に移動するためには，シェイプを選択した状態でドラッグするだけである．高さ軸の移動は，シェイプ中央の垂直線上にある黒い矢印（▲）を選択した状態で上下にドラッグする．

シェイプを回転させるためには，シェイプ選択時に出現する小さな両矢印（⌒）を選択する．分度器のような円形のガイドが出現するので，ドラッグして角度を変更する（**図6**）．Shiftキーを押しながらドラッグすることにより45°刻みでの移動が可能である．円柱を移動・回転させて「9」に貫通させる（**図7**）．

## ⑤「位置合わせ」機能でシェイプ同士の位置関係を微調整する

「9」を通過する円柱は

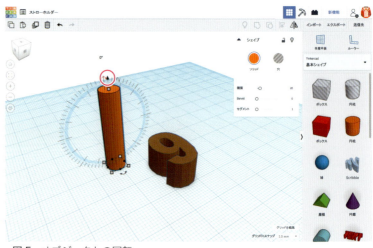
図5　オブジェクトの回転

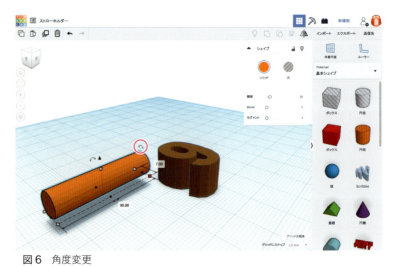
図6　角度変更

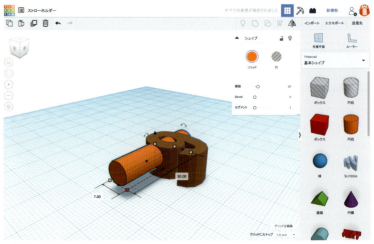
図7　オブジェクトを交差

「位置合わせ」機能を利用することで微調整できる．Shift キーを押しながら「9」と「円柱」の両方を選択する．「9」と「円柱」の両方が選択された状態で，画面右上部のメニューバーから「位置合わせ」を選択すると，シェイプのガイドラインの端に黒丸（●）が複数出現する．●にポインタを合わせると，「9」に対する「円柱」の位置を調整することができる．縦に3つ並んだ●の真ん中を選択し，「9」の真ん中に「円柱」が合うようにする（**図8**）．

### ⑥シェイプに穴を開ける

「9」に貫通している「円柱」を選択している時に，画面右上に「シェイプ」ウィンドウが出現する．シェイプの属性を「ソリッド」から「穴」に変更することで，「円柱」が透明になり「9」に穴を開けることができる（**図9**）．

### ⑦「穴」を使ってシェイプの形状を微妙に変える

今作っている「9」のコップへの差し込み口は1mm程度しかないため，差し込み口を3mmまで広げる．

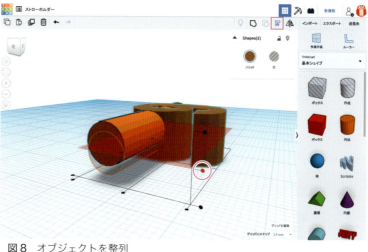

図8　オブジェクトを整列

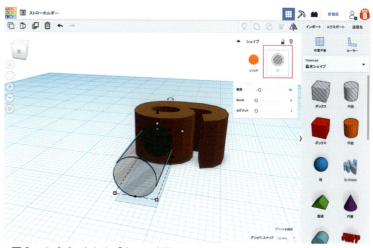

図9　オブジェクトを「穴」へ変更

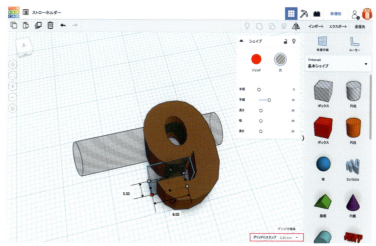

図10　微調整

Tinkercadはシェイプの形状をダイレクトに変更することが得意ではないため，形状の微妙な調整は⑥の「穴」機能を応用していくことになる．

画面右下の「グリッドにスナップ」を1mmから0.25mmに変更する．これにより0.25mmずつシェイプの移動することが可能になる．

ボックス（穴）を作業平面に乗せ，サイズを縦3mm，横8mm，高さ10mmに変更し，**図10**のように「9」に合わせる．

最後に360°さまざまな方向からそれぞれのシェイプの位置関係を確認する．

これでストローホルダーのモデリングは終了．これから先は出力作業に移る．

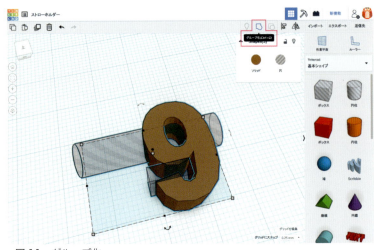

図11　グループ化

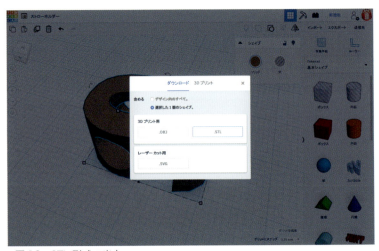

図12　STL形式で出力

## ⑧グループ化し，TinkercadからSTL形式で出力する

モデリングの最後の工程として「9」「透明な円柱」「ボックス（穴）」すべてを選択し，画面右上のアイコンから「グループ化」を選択する（**図11**）．

そして，完成したデータを3Dプリンタに受け渡すためにSTL形式で出力する．メニューバー右上の「エクスポート」をクリックし，「3Dプリント用」にある「.OBJ」「.STL」から「.STL」を選択する（**図12**）．

すると作業中のコンピュータのダウンロードフォルダにストローホルダーのSTLデータが保存される．

出力したSTLデータはさらにスライサー（今回はCura[1]を使用する）を介してG-code形式に変換したうえで3Dプリンターに受け渡すことになる．

---

1：Curaの詳しい使い方に関しては「第3章1スライサーって何？」を参照されたい．今回作成したストローホルダーの出力設定は，使用するフィラメントをPLA，レイヤー高さ0.15mm，充填率30%とした．

第5章　自助具を作ってみよう　モデリングの具体例

# 2 スプーンホルダーを作ってみよう

　ここでは，Tinkercadを使ってスプーンの柄を太くして持ちやすくするための「スプーンホルダー」を作成する方法を解説する．また，利用する人の手の機能に合わせてデザインを変更していく「リミックス」についても解説していく．

　スプーンの柄を持つ際に指の力で柄の形が少しだけ変形するように，素材は硬質なPLAではなく，弾性のあるTPU（ポリウレタン）を利用する．ホルダーに挿入するスプーンは柄の幅が10mmのティースプーンを想定している．

スプーンホルダーで使用する素材（シェイプ）と各パラメータの設定

| シェイプ名 | Meta Capsule | ボックス（穴） |
|---|---|---|
| サイズ (mm) | 縦27, 横27, 高さ85 | 縦1.7, 横10, 高さ75 |
| パラメータ | 長さ20, 幅15, 高さ5, たわみ-2.5, 膨らむ向き「内側」 | なし |

### ① シェイプ・ジェネレータからMeta Capsuleを探し出す

　Tinkercadで作業平面を表示する．画面右側のプルダウンメニューから「シェイプジェネレータ　すべて」を選択する（**図1**）．米国の州や日本の都道府県などのシェイプが並んでいるが，メニュー下部に並んでいるページ番号から7ページ目に移動する．「Meta Capsule」という名前のシェイプをドラッグ＆ドロップし，作業平面の上に乗せる．

### ② Meta Capsuleのサイズと色を変更する

　作業平面上に置かれた「Meta Capsule」をデータ上で任意の色に変更してみる．色の変更は，シェイプを選択した状態で出現する画面右側のウィンドウの「ソリッド」をクリックすると出現するカラーパレットから変更できる．ここではピンク色に変更する（**図2**）．

　Tinkercad上で表示されている色はプリント時の色とは関係がない便宜上の色であるが，複数のシェイプを組み合わせたデザインをする場合には，シェイプごとに色分けしておくと見やすくなる．実際にピンク色で出力したい場合には，ピンク色のフィラメントが必要となる．

### ③ サイズとパラメータの変更

　「Meta Capsule」を選択しサイズを変更す

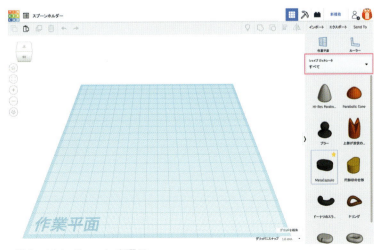

図1　Meta Capsuleを選ぶ

る．今回は成人男性の手の大きさを想定し，縦27mm，横27mm，高さ85mmとした．次に「Meta Capsule」のパラメータを変更し，長さ20，幅15，高さ5，たわみ-2.5，膨らむ向きを「内側」とする（**図3，4**）．

### ④ スプーンが入る穴を開ける

「Meta Capsule」にスプーンを差し込むための穴を開ける．「ボックス」を作業平面上にドラッグ＆ドロップする．ティースプーンを挿入することを想定し，「ボックス」を縦1.7mm，横10mm，高さ75mmにして「ソリッド」から「穴」に変更する（**図5**）．利用したいスプーンのサイズに合わせて縦・横・高さのサイズは各自調整してほしい．

穴を開けるための「ボックス（穴）」を「Mata Capsule」に合わせる．「ボックス（穴）」の上の▲をドラッグし15mm程度作業平面から浮かせてから，「Meta Cupsule」に重ね合わせる．次の行程で「位置合わせ」機能を利用するため，最初から目的の位置にしっかりと合わせる必要

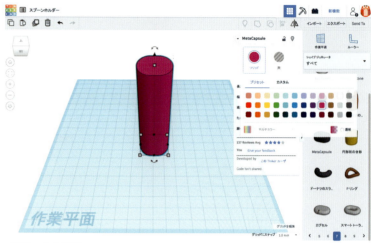

図2　色の変更

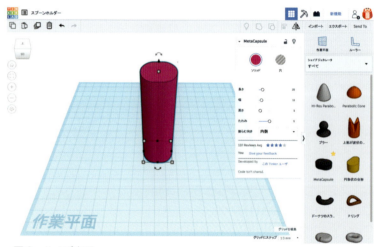

図3　サイズ変更

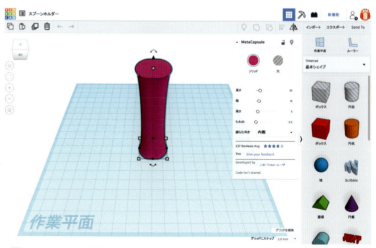

図4　パラメータ変更

92

はない．

### ⑤ スプーンが入る穴を位置合わせする

「Meta Capsule」に「ボックス（穴）」が重なっている状態で，両方のシェイプを選択し，画面右上の「位置合わせ」で「ボックス（穴）」が「Meta Capsule」の中央に来るように調整する（**図6, 7**）．

最後に「ボックス（穴）」と「Meta Capsule」を両方選択した状態で，画面右上の「グループ化」をクリックする（**図8**）．これでスプーンホルダーのモデリングは終了．

完成したスプーンホルダーが選択された状態で「エクスポート」し，STLデータを書き出しスライサーへデータを受け渡す．ちなみにCuraの出力設定は，使用するフィラメントをTPU，レイヤー高さ0.2mm，充填率25%とした．

### ⑥ リミックスしてみよう（応用編）

以上でスプーンホルダーの基本的な3Dモデリングが完了した．しかしスプーンの柄を単純に太くしただけでは利用できない方も多

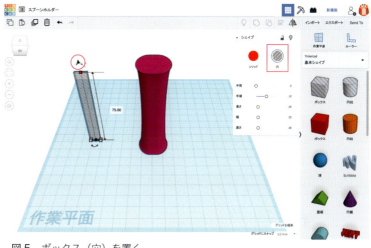

図5　ボックス（穴）を置く

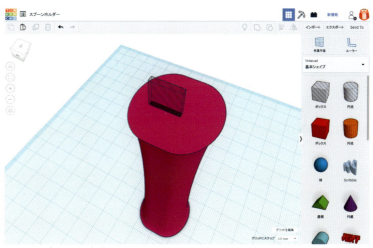

図6　ボックス（穴）を移動する

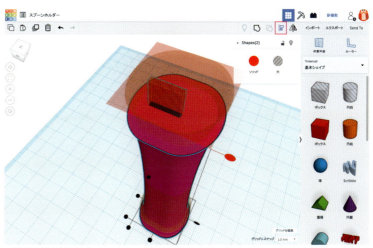

図7　位置合わせ

くいるだろう．ここからは対象者の手の機能に合わせてホルダーの形状を変えていく方法について解説をしていく．

上記で作成したデータはTinkercadで公開されているので（https://www.tinkercad.com/things/7OlUmbpttJ5，**図9**），何もないゼロの状態から自助具を作り上げるのではなく，すでに共有されているデータにアクセスし「コピーして編集」をすることにより，既存の3Dモデルを「リミックス」することで自助具を作っていくこともできる．

自分が作った自助具のデータを公開することで，世界中の人がリミックスを試みることも可能である．これが今までにはなかったデジタルデータを利用した自助具作成の強みのひとつということができるだろう．

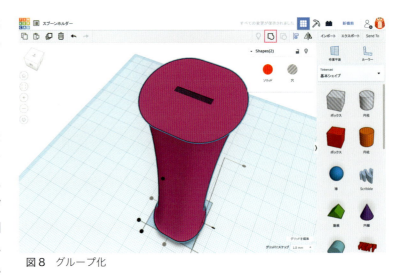

図8　グループ化

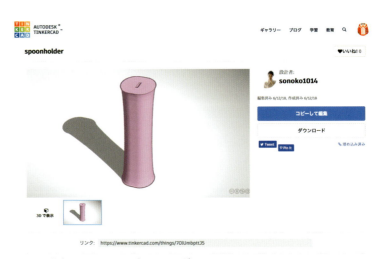

図9　共有されているスプーンホルダー

## ⑦ グリップ付きのスプーンホルダーを作ってみよう

示指と母指だけでなく中指や薬指でもホルダーを支えられるように，スプーンホルダーの下にグリップをつけてみよう．

スプーンホルダーはすくいやすさを配慮し，あらかじめシェイプを回転させ角度をつけておく（**p.87** ④参照）．基本シェイプから「球」を選び，ドラッグ＆ドロップを3回繰り返し3つの「球」を作業平面の上に乗せる．3つの球はそれぞれ直径25mm，22mm，19mmとする．3つ「球」をスプーンホルダーの下側に配置し「位置合わせ」で軸を合わせる（**図10**）．

## ⑧ バンド付きのスプーンホルダーを作ってみよう

指を握ってスプーンを把持することが困難な人のためにスプーンホルダーにバンドを付けてみる．基本シェイプから「チューブ」を

94

選択し作業平面の上に乗せる．サイズを縦10mm，横18mm，高さ12mmに変更し，パラメータを半径10，壁の厚さ2.5，側面64，Bevel 1，Bevel Segments 5にして，**図11**のようにスプーンホルダーに埋め込み，トンネルを作る．このトンネルはプリント後にバンドを通すための穴となる．

今回はバンドに利用する布にはスキューバダイビング用の生地「CRゴムシート」を想定した．CRゴムシートは弾力性と肌触りの柔らかさ，はさみで切れる加工のしやすさから自助具での利用価値が高い素材である．NPO法人ICT救助隊（http://www.rescue-ict.com/）ではぎれを頒布している．

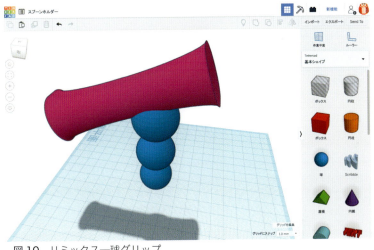

図10　リミックス—球グリップ

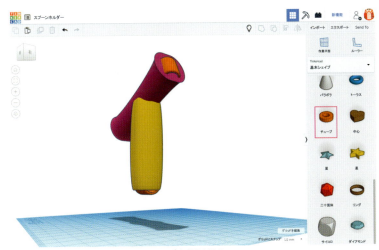

図11　バンド用トンネルチューブを埋め込む

## ⑨ テストプリントを繰り返す

バンド付のスプーンホルダーは，⑧で作ったトンネルにバンドがしっかりと通り固定できるかが道具として重要である．そのためトンネルにバンドが通って固定できるかどうか，テストする必要がある．テストに必要のない部分にはボックス（穴）を配置し「グループ化」で削り取ってしまう（**図12**）．残ったテスト用のシェイプをSTLデータとして出力する．

3Dプリンタで出力したテストプリントにバンドを通してみて，うまくいかない場合はTinkercadに戻りトンネルの位置を調整し，再び必要部分だけをテスト出力という作業を繰り返していく．テストに必要な部分だけをプリントできるのも3Dプリンタでの自助具製作の利点といえる．

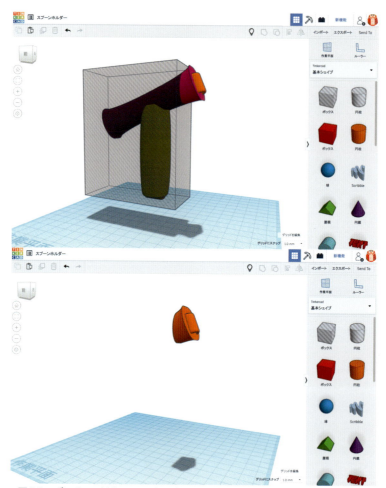

図12 ボックス（穴）でテストに必要ない部分を削り取る

# 3 表現力UP スカルプトを使ってみよう

## Fusion360のスカルプトモードで自助具を作る

「スカルプト」とはデザインの世界では「彫刻する」などの意味で，粘土をこねるようにして直感的に形を作っていけるというものである．

**p.21**，**p.45**でも触れたが，Fusion360（**図1**）は多機能で，スカルプトモードをはじめほかの3DCADではあまり見かけない機能を持っている．スカルプトモデリングのおすすめの使いどころとしては，デザインや開発の初期段階において，理想の形状を模索しているような状況で使用することである．モデリングする時，求めている形状にまだもやがかかっている段階では，より感覚的に形状を探求できることが大事である．Fusion360は曲面デザインに優れ，感覚的に操作できるため自分のイメージを素早く具現化できる．感覚的に操作しているうちにスカルプトモデリングが新たな「気づき」を与えてくれるだろう[1]．

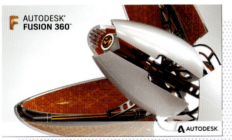

図1 使用する3DCADソフト：AUTODESK Fusion360 Autodesk screen shots reprinted courtesy of Autodesk,Inc. （2019年3月現在）

今回は，スカルプトモデルで指に引っ掛けるタイプの，プルトップオープナー（缶入り飲料を飲む際に，プルトップを開けやすくするための自助具，**図2**）をモデリングしてみる．

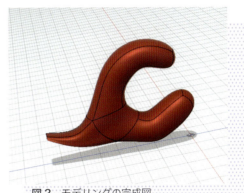

図2 モデリングの完成図
完成サイズ：縦12mm，横52mm，高さ35mm

## 使用するツールの説明と手順

① 「スカルプトモード」へ切り替える
② 作業面の指定
③ 「スケッチ」でラインを描く
④ 「作成」の項目で「パイプ」選び，形状設定する
⑤ 「フォーム編集」—マニピュレータの説明
⑥ 「フォーム編集」—点・線・面・複数ブロック
⑦ 「フォーム編集」—増やす
⑧ 「対称」
⑨ STLデータ作成

では，早速モデリングスタート！
まずFusion360の編集画面を開き（**図3**），「作成」→「フォームを作成」をクリックする．

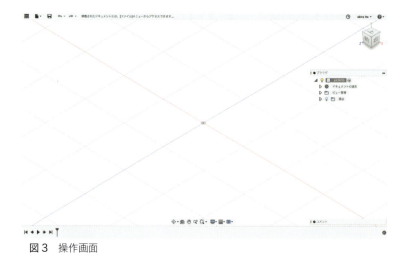

図3　操作画面

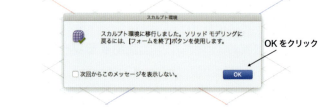

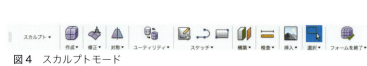

図4　スカルプトモード

### ①「スカルプトモード」へ切り替える

画面を開いたらスカルプト環境へ切り替える（**図4**）．

### ② 作業面の指定

Fusion360 ははじめにスケッチする面を決め，そこにスケッチすることから始める．

「スケッチ」のドロップダウンメニューから「スケッチ作成」を選び，モデリングする作業面をクリックして決定する．ここでは作業面を右としている（**図5**）．

### ③「スケッチ」でラインを描く

まずはプルトップオープナーの持ち手を作る．スケッチを使用し，ラインで描いていく．「スケッチ」→「スプライン」→「フィット点スプライン」を選択する（**図6**）．ショートカットキーがあるツールもあるので，使いながら覚えていくとよい．

ここでいう「スプライン」とは曲線のことである．「フィット点スプライン」を選択する

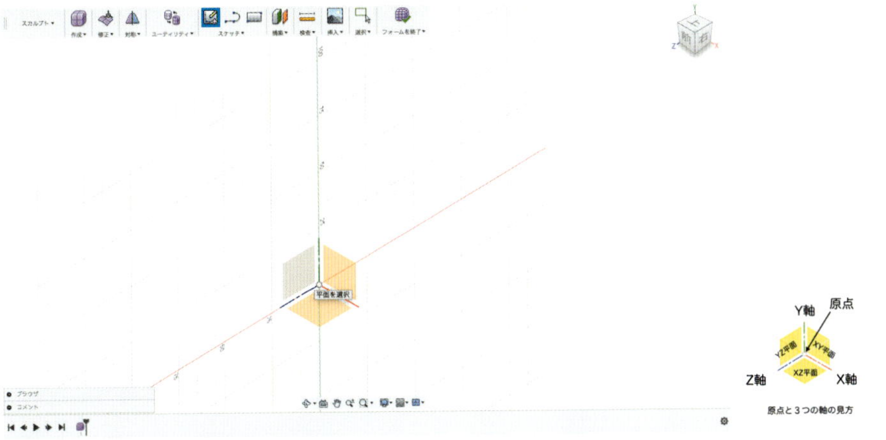

3 表現力UP スカルプトを使ってみよう

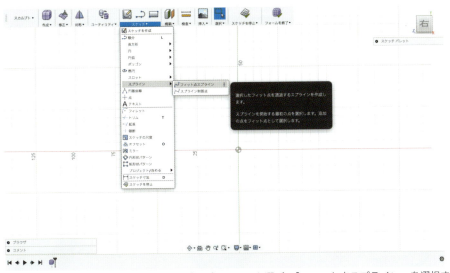

図5　モデリングする作業面を選択

図6　ツールバーの「スケッチ」から「スプライン」を選び,「フィット点スプライン」を選択する.

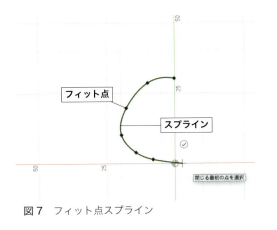

図7　フィット点スプライン

と，クリックするごとに「フィット点」が生成され，それに沿った形で滑らかな曲線が自動生成される（**図7**）．思った通りの曲線になっていない場合は，クリックごとに1つ前に戻り，やり直していくのがよい．曲線の描き方は，使いながら徐々に慣れていこう．

　今回は高さが35mm程度のものを作るため，必要であればマウスのホイールで画面を拡大し，グリッドを確認しながらサイズを調整して35mmの高さになるように描く．横幅は後からプルタブに引っ掛ける部分をモデリングするので，まずは大まかなサイズで描く．

99

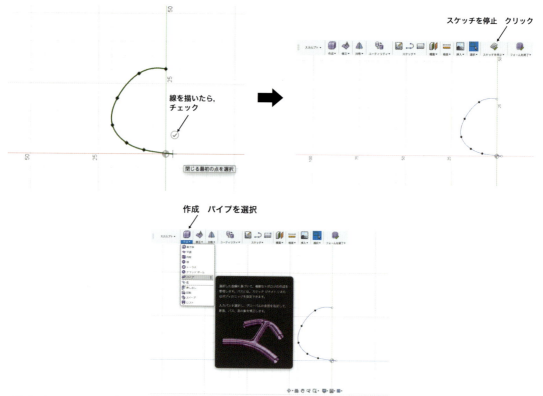

図8 「スケッチ」スプラインにて曲線を描き,パイプの形状にする

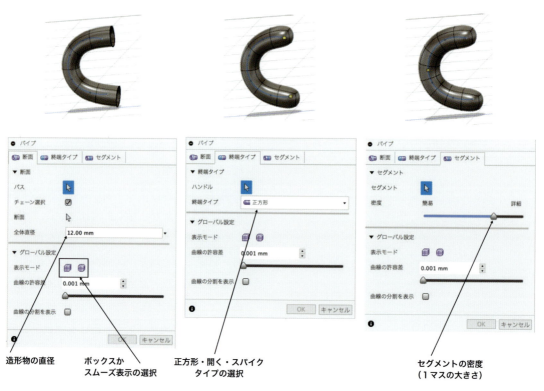

図9 パイプの形状設定(断面・終端タイプ・セグメント)

### ④「作成」の項目で「パイプ」を選び，形状設定する

「作成」→「パイプ」を選択する．描いた曲線の軌道に沿ったパイプの形状ができる（**図8**）．作業面を右としているため，これがオープナーの右から見た図になる．

「形状設定」では今モデリングしているパイプ形状の詳細な設定ができる（**図9**）．「全体直径」は数値を入力すると変更できる．「ボックス」「スムーズ」といった形状の変更もできるので試してみるといいだろう．終端の形状も「終端タイプ」で変更できる．今回は表示モードをスムーズ，終端タイプを正方形とした．これは「セグメント」の密度スライダーで変更できる（スカルプトモデリングにおいてセグメントとは，モデルの表面を任意の線分で分割した面のことを指す）．

「スプライン」のスケッチと「パイプ」の形状設定でおおまかなモデルができる（**図

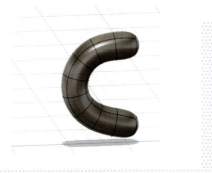

図10　モデリングの原型完成

10**）．この後，フォーム編集で気になる箇所を編集調整する．

### ⑤「フォーム編集」―マニピュレータの説明

「フォーム編集」で，作成しているモデルの形状を編集することができる（**図11**）．

「フォーム編集」を選択すると，マニピュレータと呼ばれるインターフェースが表示される．

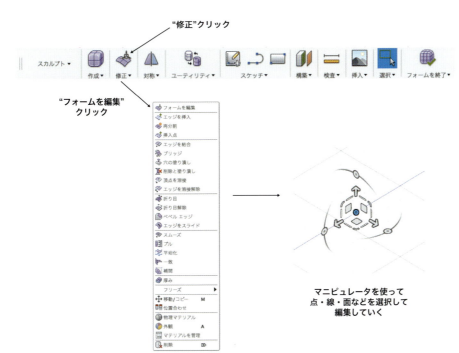

図11　フォームの編集方法

### マニピュレータ操作の一例

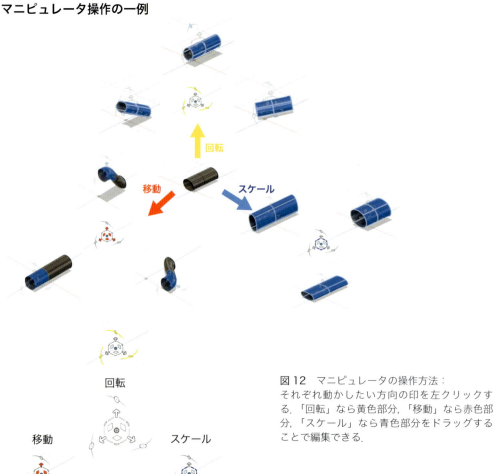

図12 マニピュレータの操作方法：それぞれ動かしたい方向の印を左クリックする．「回転」なら黄色部分，「移動」なら赤色部分，「スケール」なら青色部分をドラッグすることで編集できる．

マニピュレータとはFusion360によるスカルプトモデリングで動かすことができる「線」「面」「点」に対して，「移動」「回転」「スケール」といった編集が直感的に操作できるインターフェースのことである．

#### 移動・回転・スケールの説明

「移動」では（ヒート）ベッド上でのモデリングデータの位置を決め，「回転」で（ヒート）ベッドに安定しやすい接置面を選び，「スケール」で出力物の大きさを変えるなどの設定ができる（図12）．

### ⑥「フォーム編集」─点・線・面・複数ブロック

「フォームの編集」ではマニピュレータにより範囲の設定で点・線・面・複数ブロックの加工や，移動・角度・スケール調整が行える（図13）．編集するときは，各マニピュレータをドラッグする．矢印が移動，外側の円が角度，エッジと中央の円がスケール，正方形は平面移動の機能があり，それぞれをドラッグして調整できる．それぞれ数値入力もできる．操作を試してみて，実践しながら覚えていこう．

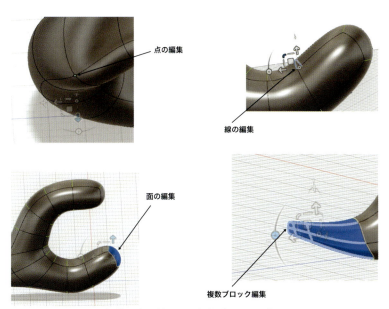

図13　フォームの編集─点・線・面・複数ブロックの加工

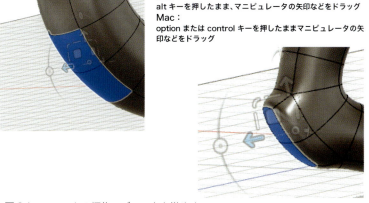

図14　フォームの編集─ブロックを増やす

### ⑦「フォーム編集」─増やす

　ここで，プルトップオープナーのプルタブに引っ掛ける部分を作る．編集したい箇所の面をつまみ，ドラッグする（**図14**）．WindowsとMacでキーが違うので注意する．微調整は⑥の工程と同様である．

### ⑧「対称」

　**図15**のように，対象にしたい軸を挟んで面を左右対称に2か所選択するとミラーリングができる．この機能を使うと，グリップ部分の幅を左右対称に微調整できる．

　微調整が終わったら「フォームを終了」をクリックし（**図16**），モデリング完成！

### ⑨ STLデータ作成

　最後に出力するためにSTLデータを作成しよう．「ブラウザ」に表示される「ボディ」から書き出したいボディ名を右クリックして

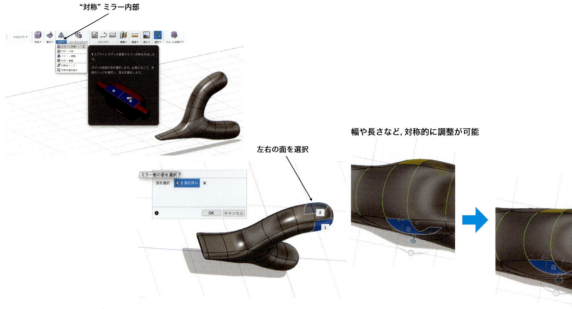

図15 ミラーリング

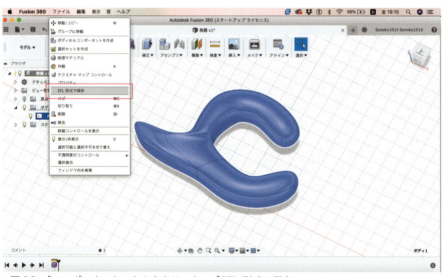

図16 「コンポーネント」から右クリック→「STL形式で保存」

「STL形式で保存」で作成できる．

このデータを出力したものが**図17**である．

モデリングデータは指や手のサイズに合わせて修正・加工ができる．

今回はスカルプトモードでモデリングしたが，Fusion360はこのほかにも寸法を計測しながら形を作っていく方法や，写真や絵などを下絵として挿入し，上からなぞるようにして作る方法でもモデリング可能なソフトウェアである．イメージを直感的に形にしていけるので，多様なニーズに合わせたものづくりができる．Fusion360やモデリングデータのシェアサイトを利用することで，3Dプリン

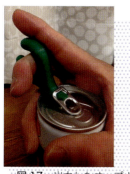

図17　出力したオープナー

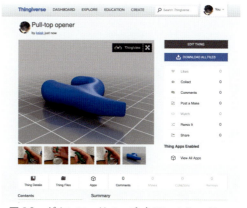

図18　ダウンロードページ（URL：https://www.thingiverse.com/thing:3392181）

タを利用したものづくりが今後もっと盛り上がっていくだろう．

　Thingiverse にて今回作成したものを公開している（**図18**）．データのダウンロードもできるようになっているので，モデリングの参考にしてほしい．このデータをそのまま出力したり，自分の指の大きさに合わせてアレンジすることもできる．

**参考文献**

1) 小原照記，他：Fusion360 マスターズガイド　ベーシック編．久保田賢二（編）：株式会社ソーデック社，p.8, p.208, 2018

## おわりに

いま「3Dプリンタ」と呼ばれている技術は，実は1990年代から存在していました．企業で大量生産品を設計する際に，形状確認のための試作を素早く作る目的で使われ，もっぱら「ラピッド（迅速な）・プロトタイピング」と呼ばれていました．

2005年頃に，大きな出来事が2つありました．1つは，いくつかの特許の期限が切れることを見越して，より小型でオープンな装置の研究開発が，海外の大学を中心にはじまったことです．もう1つはそれが「3Dプリンタ」という，よりなじみ広がりやすそうな名前で呼ばれ始めたことでした．

生まれたばかりの「3Dプリンタ」を私が自宅で使い始めたのは2006年のことで，「自宅に」導入したのは，おそらく日本で最初だったのではないかと思っています．本書に紹介されているような，個人でも家庭に持てる，デスクトップサイズの機種で，「Fab@Home」という名前でした．

3Dプリンタが家庭に置かれるようになったことで，この技術の「意味」はまったく別のものになりました．企業が大量生産品を設計するためではなく，市民が少量の道具を設計するためのものへ．試作品を作る目的ではなく，実用品を作る目的へ．すでに普及していたインターネットとの相乗効果で，3Dデータのシェアリングという文化も生まれました．これはインターネットが未整備だった1990年代には，考えられてすらいない可能性でした．

それから10年以上が過ぎましたが，硬いものから軟らかいものまで材料の種類が増え，入門用から中級用まで3Dモデリングツールの種類が増え，安価なものから高価なものまで，大きなものから小さなものまで，3Dプリンタの種類も増えていきました．「新技術」特有のブームの浮沈はあるものの，はじめから目的があって3Dプリンタを導入する人々は，むしろ着実に増えつつあります．

本書はそうした3Dプリンタの現在を「作業療法」という視点から，もっともスムーズに導入・活用するための実践的な解説書です．そして細やかな，さまざまなノウハウが随所に散りばめられ，入門者への優しさに溢れた本でもあります．

研究柄，3Dプリンタで作られたいろいろなものを10年以上見続けてきましたが，本書でも紹介されている「自助具」をはじめて見せてもらったとき，鳥肌が立つような興奮を覚えたことは，忘れることができません．「これこそが，3Dプリンタによって実現されるべき世界にちがいない」という確かな手ごたえにおそわれたのです．その瞬間には理由が十分な言葉にならなかったのですが，改めて振り返れば，今その理由を多少は説明できます．「もの」ひとつひとつに，人の「行為」が正しく織り込まれていたからなのです．

われわれ日本人は，「乗り物」「飲み物」「着物」「置き物」「履き物」など，「もの」になんらかの「動詞（乗る，飲む，着る，置く，履く…）」を添えて，物体を分類し，意味を理解してきました（英

語をはじめとする，ほかの言語圏では，必ずしもこういう呼び方をしません）．「もの」は，自分自身のからだから生み出される「行為」と対応するようにデザインされており，実際にそれが対応したとき，「物体」は「道具」となり，人の動作こそを輝かせはじめます．「もの」は「こと」を生み出し，「こと」は「もの」によって支持されているのです．

　「自助具」を見たとき，それによって生まれるであろう，人の「行為」のイメージが束のように激しく襲ってきて，それらが未来の暮らしの重要なヒントでもあるような気がして，鳥肌が立つような興奮へとつながっていったのでした．

　思えば25年ほど前，私は大学で，当時登場したばかりの建築の3DCAD（モデリングツール）を主専攻として研究しながら，箱庭療法や精神分析学を副専攻として学んでいました．その頃から「道具の製作」と「心のイメージ」の対応や相互関係，相互の変化に関心がありましたが，いま，作業療法と3Dプリンタがつなげられたことで，本当の道ができはじめたように感じています．ものを作り，ものを使い，からだを動かすことで，心が変化していくという当たり前のことを，現代のテクノロジーも上手に織り込みながら，自然に実用し，そして楽しく実験できる時代になったのです．

　そしてもう1つ重要な変化は，「暮らし」を実践したり実験したりしていく場が，大学の外に生まれはじめていることです．
　「ファブラボ」と呼ばれる，3Dプリンタをはじめとするデジタル工作機器を，市民が使うことのできる施設があります．わたしたちが始めた鎌倉と筑波を皮切りに，日本でも20以上，世界でも2,000以上に増えています．そのなかで世界でも珍しい「作業療法士のいるファブラボ」がファブラボ品川で，本書の実践の多くはそこから生まれています．そこでは，「誰も」が参加して，楽しみながら作り，実験し，共有することができます．こうした場所は，これから各地に増えていくことでしょう．

　本書を手に取られた皆さんが，「作業療法」や「自助具」という視点から，3Dプリンタという道具の可能性に光を当て，人々の行為を輝かせ，暮らしをより楽しくいきいきとしたものにされていくことが，心の底から，本当に楽しみです．「もの」とあわせて，「うれしさ」や「よろこび」といった，人間にとっての本当の価値が，毎日たくさん見つけられていく生活を，ともに実現していきましょう．

慶應義塾大学SFC研究所所長<br>
環境情報学部教授<br>
<br>
田中浩也

# 用語解説

**3DCAD，CAD**
Three（3）Dimensional Computer Aided Design（3次元コンピュータ支援設計）の略．コンピュータ上で設計や製図をすること，もしくはそれを支援するツール．

**3Dスキャニング**
3Dスキャナと関連ソフトにより実物の測定を行い，データに変換すること．

**3Dプリンタ**
3Dプリントするための工作機械．3Dプリンタと呼ばれる工作機械には数万〜数千万円までの大きな幅がある．本書で扱うのは数万〜数十万円程度の価格で購入できるFDM（熱溶融積層）方式のもの．

**3Dプリンティング**
→ *3Dプリント*

**3Dプリント**
3Dプリンタを利用して3Dモデリングされたデータを実世界で物質化する行為．

**3Dモデリング，モデリング**
3Dのオブジェクトデータを作成すること．モデリングツールを用いて行う．数値制御で造形する方法と彫刻のように立体をインターフェースで扱う方法などがある．

**4Dプリンティング**
3Dプリントに後加工や新たな価値軸を付加して造形する技術．

**ABS**
Acrylonitrile Butadiene Styreneの略．3Dプリントする際に使用するフィラメントの一種．粘着性と強度がある．

**Additive Manifacturing**
部材を構成する材料を積層する方法によるものづくり．この製法を代表する工作機械が3Dプリンタである．

**FFM，FDM**
熱溶融積層方式の3Dプリンタのこと．フィラメントを溶かしながら層を積み上げるように造形する．

**Fusion360**
Autodesk社が提供しているクラウドベースの高機能3DCADソフトの1つ．

**HTPLA**
焼き鈍し加工可能な高温PLA．フィラメントの一種．

**PA**
Polyamideの略．製品名のナイロンと呼ばれている．フィラメントの一種．

**PC**
Polycarbonateの略．熱可塑性プラスチックでフィラメントの一種．

**PET，PETG**
Polyethylene Terephthalateの略．PETGはPETの強化版．フィラメントの一種．強度と耐熱性が高い．

**PLA**
Polylactic Acidの略．ポリ乳酸と呼ばれ，生分解性プラスチックを代表する．フィラメントの一種．材質が硬い．

| | |
|---|---|
| PTFE チューブ | ポリテトラフルオロエチレン（polytetrafluoroethylene）樹脂で成型されたチューブ．FDM 方式 3D プリンタの素材，フィラメントをスムーズに送り込むために使用される． |
| PVA | Polyvinyl Alcohol の略．水溶性のサポート材として利用． |
| Repetier-Host | 無料のスライサーソフトウェア．英語・日本語対応あり． |
| Simplify3D | 有料のスライサーソフトウェア．英語・日本語対応あり．1 ライセンスにつき PC2 台まで利用可． |
| SLA, SLS | 樹脂粉末や液体状の樹脂に 1 層ずつレーザーを照射し焼結・硬化させる方式の 3D プリンタ．それぞれ Selective Laser Sintering, Stereolithography の略 |
| STL | 3D データの拡張子．3 次元形状を表現するデータを保存するファイルフォーマットの 1 つ．ほとんどのソフトにサポートされている．特に 3D プリンタ（ラピッドプロトタイピング）業界では，最も使用されているファイルフォーマットである．3 次元の立体形状を小さな三角形（ポリゴン）の集合体で表現するシステム． |
| Subtractive Manifacturing | 基材を削り取ることで部材を製作する方法によるものづくり． |
| Tinkercad | Autodesk 社が開発しているブラウザ上で利用できる 3DCAD ソフト．積み木のような感覚でモデリングできる． |
| TPE | Thermoplastic Elastomer の略．フィラメントの一種．柔軟性がある． |
| TPU | Thermoplastic Polyurethane の略．フィラメントの一種．柔軟性がある． |
| Ultimaker Cura | Ultimaker 社のスライサーソフトウェア．無料．他社の 3D プリンタでも利用可 |
| Well-being | 幸福の意．社会福祉が充実し，満足できる生活状態にあることをいう． |
| インフィルパターン | →充填パターン |
| エクストルーダ | 3D プリンタのフィラメントを射出するための部品 |
| エラストマー | ゴムのような弾力がある素材の総称．→ TPE 熱可塑性エラストマー |
| 感温性フィラメント | Thermal PLA．特定の温度に達すると形状を自由に変更できるフィラメント． |
| サポート | 3D プリントの際, 造形物を安定して積層するための支え．スライサーで設定する． |
| シェル厚さ | 3D プリントする造形物の壁の厚さ．スライサーで設定する． |

| | |
|---|---|
| 自助具 | 身の回りの動作を可能な限り自分自身で容易に行えるように工夫された道具. |
| 充填パターン | 3D プリント時に造形物の内部を満たす形状パターンのこと. スライサーで設定する. |
| 充填率 | 3D プリント時に造形物の内部をどの程度の密度で埋めるかの設定. 0 ～ 100%で調整する. 0%は内部が空洞になる. スライサーで設定する. |
| スカルプトモデリング | 粘土をこねるようにモデリングする手法. Fusion360 のモデリング手法の 1 つ. |
| スライサー | 3D データを 3D プリンタの制御コード（G-code）へ変換するためのソフトウェア. |
| 積層厚さ | 3D プリンタで造形物を積層する際の 1 層ごとの厚さ. |
| 積層痕 | 3D プリントの際, 各層の積み重ねで生じる凹凸のこと. |
| ダイレクトエクストルーダ | フィラメントを送り出すフィーダーとフィラメントを溶かすホットエンドが一体化しているタイプの 3D プリンタ. やわらかいフィラメントでも安定して送り出せる. |
| デジタルファブリケーション | 3D プリンタやレーザー加工機, CNC などデジタル工作機械を用いたものづくりの総称. インターネットに接続されていることが前提ともいえ, 産業界への寄与はもちろんのこと, ものづくりの民主化にも多大な影響を与えている. |
| ナイロン | PA の製品名. |
| ノズル | 3D プリンタのフィラメントが排出される先端のパーツ. 一般的には真鍮製. 通常の FDM/FFM タイプでは直径 0.4mm が標準とされている. 造形物のサイズや求める解像度により異なる直径のノズルを使い分ける. また, カーボンや金属粉が含まれるものなどフィラメントによって内部が削れてしまう可能性があり, その場合はステンレスなど適した素材のものを使用する. |
| パラメトリックデザイン | 各種パラメータ数値を調整するだけで, 個々のニーズに合わせたデザインがある程度作れる手法. |
| ヒートベッド | 3D プリンタの造形が行われるベッドのなかで高温（～ 110℃）に熱することができるもの. ABS や PA など収縮率の高い素材を用いる場合に急激な収縮によるはがれ防止のためにベッドを高温に保つ必要がある. |
| ファブラボ | 2002 年, 米国のマサチューセッツ工科大学（MIT）の学外プログラムとしてニール・ガーシェンフェルド教授の主導で立ち上げられたオープンな市民工房の世界的ネットワーク. インターネットにつながったデジタル工作機械を備えることが特徴で, 「ファブラボ憲章」の理念に賛同できれば誰でもどこでも運営することができる. 2018 年 12 月現在で全世界 1,600 か所を超えるネットワークに成長した. |

| フィラメント | FDM/FFM（熱溶融積層）方式の 3D プリンタの素材となる樹脂素材．直径 1.75mm と 2.85mm のものがある．昨今メーカー各社の研究開発により種類が増え続けており，プロダクトのターゲットや目的にあった素材を選択することが重要になってきた． |
|---|---|
| ブリム | 3D プリンタで出力する際に造形物を定着・安定させるためのもの．出力後は除去する．スライサーで設定する． |
| ボーデンエクストルーダ | フィラメントを送り出すフィーダーとフィラメントを溶かすホットエンドが一体化していないタイプの 3D プリンタ．やわらかいフィラメントが詰まりやすい． |
| ポストプロダクション | 3D プリント後の加工のこと．3D プリント後の熱を伴った加工ややすりによる整形，薬品による表面処理などがあり，今後ますますニーズの高まる分野だと予想される． |
| ホットエンド | ノズルおよびノズルを加熱するノズルが捻じ込まれている部分（ヒートブロック）から成る 3D プリンタのパーツ． |
| ラフト | 3D プリントの際, 造形物とプラットフォームの間に作る土台．出力後は除去する．スライサーで設定する． |
| レイヤー高さ | →積層厚さ |

# 索　引

## アルファベット

### F
FDM/FFM（熱溶融積層）方式 …………… 74, 76, 81

### G
G-code ………………………………… 10, 23, 58

### I
ICF ……………………………………………… 11

### P
PLA ……………………………………… 68, 86
PTFE チューブ ……………………………… 82

### S
STL データ ……………………… 26, 58, 90, 93, 95

### T
TPU ……………………………………… 69, 91

## 和　文

### い
インフィルパターン …………………… 22, 63

### え
エクストルーダ …………………………… 77

### お
オープンソース ……………………………… 5, 7

### か
感温性フィラメント ……………………… 3, 68

### く
クリエイティブ・コモンズ ………………… 31

### さ
サポート材 …………………………… 65, 71

### し
充填率 ………………………………… 22, 63
シングルボードコンピュータ ……………… 4

### す
スカルプト ……………………………… 55, 97
スカルプトモード ……………………… 39, 49, 97
ステッピングモーター ……………………… 77
スライサー ……………………… 22, 58, 83, 90

### そ
ソケットレンチ ……………………………… 82

### て
デジタルファブリケーション ………………… 2

### は
箱庭療法 ……………………………………… 5
パラメトリックデザイン …………………… 27

### ひ
ヒートブロック ……………………………… 82
（ヒート）ベッド …………………… 22, 76
ビジュアルプログラミングソフト ………… 4

### ふ
ファブラボ …………………………………… 2
フィラメント …………………… 3, 58, 66, 84
ブーリアン ………………………………… 48

## ほ

ボーデンエクストルーダ ……………………… 69

ポストプロダクション ……………………… 18

ホットエンド ……………………… 77, 82

## ま

マテリアル ……………………… 55

マニピュレータ ……………………… 101

## み

ミラーリング ……………………… 48

## め

メイカソン ……………………… 5, 7

## も

モデリング ……………………… 3, 21, 39, 86, 97

モンキーレンチ ……………………… 82

## ら

ライティング ……………………… 55

## り

リミックス ……………………… 31, 94

## れ

レベリング ……………………… 79, 82, 83

# はじめてでも簡単！ 3D プリンタで自助具を作ろう

発　行　2019 年 8 月 30 日　第 1 版第 1 刷 ©

監　修　田中浩也

編　集　林　園子

発行者　青山　智

発行所　株式会社 三輪書店

　　　　〒 113-0033 東京都文京区本郷 6-17-9 本郷綱ビル

　　　　TEL 03-3816-7796　　FAX 03-3816-7756

　　　　https://www.miwapubl.com

装　丁　株式会社 イオック

印刷所　シナノ印刷 株式会社

---

本書の無断複写・複製・転載は，著作権・出版権の侵害となることがありますのでご注意ください．

ISBN 978-4-89590-666-1　C3047

**JCOPY**　＜出版者著作権管理機構　委託出版物＞

本書の無断複製は著作権法上での例外を除き禁じられています．複製される場合は，そのつど事前に，出版者著作権管理機構（電話 03-5244-5088，FAX 03-5244-5089，e-mail: info@jcopy.or.jp）の許諾を得てください．